V&R

Cordula Meyer-Erben/
Ute Zander-Schreindorfer

Hypnosystemisch arbeiten: Ein kleiner Praxisleitfaden

Mit 7 Abbildungen

Vandenhoeck & Ruprecht

Bibliografische Information der Deutschen Nationalbibliothek:
Die Deutsche Nationalbibliothek verzeichnet diese Publikation in der Deutschen Nationalbibliografie; detaillierte bibliografische Daten sind im Internet über https://dnb.de abrufbar.

Umschlagabbildung: Jekatarinka/shutterstock.com

Satz: SchwabScantechnik, Göttingen
Druck und Bindung: ⊕ Hubert & Co. BuchPartner, Göttingen
Printed in the EU

Vandenhoeck & Ruprecht Verlage | www.vandenhoeck-ruprecht-verlage.com

ISBN 978-3-525-40773-8

Inhalt

Anwendung und Nebenwirkungen dieses Buches 7

Erstes Kapitel: Die Grundlagen des hypnosystemischen Ansatzes kennenlernen 11

Trance und bewusste Fokussierung auf Ressourcen 15

Aufmerksamkeitsfokussierung auf die Ich- und Es-Welt 17

Ich, Es und Körper als Vertreter unserer Bedürfnisse 20

Kooperation von Ich, Es und Körper und der Aufbau des Selbst als Metaebene 21

Symptome und Probleme als Lösungsversuche 24

Potenzialhypothese und Ressourcenorientierung 26

Konstruktivismus und Bedeutungsgebung 27

Zirkularität: Betrachtung in Wechselwirkungen 32

Ziel und Auftragsklärung: Wohin soll die Reise gehen? 33

Wohldefinierte Ziele 35

Ambivalenzen und Zielkonflikte 38

Rollenklärung 38

Kontextabhängigkeit von Verhaltensänderungen 39

Selbstorganisation und Kooperation auf Augenhöhe 41

● Auf den Punkt gebracht 45

Zweites Kapitel: Mit hypnosystemischer Sprache und therapeutischem Erzählen Veränderungsprozesse erleichtern 47

Pacing: Klient*innen abholen 48

Metaphern für Neuausrichtungen nutzen 49

Leading: Klient*innen führen 53

Geschichten als Ressourcenquellen für die persönliche Weiterentwicklung nutzen 55

Therapeutisches Erzählen in der Praxis: Wie aus dem depressiven Aschenputtel die selbstbewusste Königin wird 57

Das hypnosystemische Narrativ in der Teamentwicklung einsetzen 64

● Auf den Punkt gebracht 66

Drittes Kapitel: Mit Motivation und Embodiment kraftvoll ans Ziel gelangen ... 67
Motivation: Veränderungsenergie optimal nutzen ... 68
Wille und Motivation: attraktive Ziele und Glaubenssätze erarbeiten ... 71
Bremsende Glaubenssätze verändern ... 71
Mottosätze entwickeln ... 73
Mottoziel entwickeln ... 74
Mit dem Mehrseitenmodell in Bewegung kommen ... 75
Mit Embodiment Zugang zu Gefühlen und Motivation gewinnen ... 79
Den Körper in die Beratung einbeziehen ... 81
Atmung zur Selbstregulierung und Zentrierung nutzen ... 88
Analoge Methoden für die ganzheitliche Lösungssuche einsetzen ... 93
Der Ressourcengarten ... 97
● Auf den Punkt gebracht ... 102

Viertes Kapitel: Mit Mentaltraining und Selbsthypnose innere Blockaden auflösen ... 103
Mentaltraining und Selbsthypnose: die Kunst des bewussten Fokussierens ... 104
Selbsthypnoseübungen anwenden ... 108
Selbsthypnoseübungen und Mentaltraining in der hypnosystemischen Beratung anleiten ... 110
Prüfungsängste mit mentalem Training überwinden ... 111
Endlich rauchfrei mit Selbsthypnoseübungen ... 115
● Auf den Punkt gebracht ... 120

Jetzt sind Sie dran ... 121

Blumensträuße als Dank ... 125

Literatur ... 127

Link zum Audiomaterial ... 128

Anwendung und Nebenwirkungen dieses Buches

Wir, die beiden Autorinnen, arbeiten als Lehrtherapeutinnen und -supervisorinnen an zwei systemischen Aus- und Weiterbildungsinstituten zusammen. Im Laufe unserer langjährigen Dozentinnentätigkeit entwickelten wir ein Curriculum zum Aufbau hypnosystemischer Kompetenz, das auch in diesem kleinen Praxisleitfaden Niederschlag findet.

Unsere umfangreichen Erfahrungen mit dem hypnosystemischen Ansatz sammelten wir in unterschiedlichen Arbeitskontexten wie z. B. der Kinder- und Jugendhilfe, der Psychiatrie, in eigener therapeutischer und supervisorischer Praxis, in Organisationen der sozialen und gesundheitlichen Versorgung sowie in Wirtschaftsunternehmen. So binden wir in diesem Buch einen bunten Blumenstrauß an Methoden und Herangehensweisen mit sehr unterschiedlichen Zielgruppen und Aufträgen zusammen und geben diesen Schatz gern weiter. Wir sind von der hilfreichen Wirkung des hypnosystemischen Ansatzes überzeugt und freuen uns darauf, Sie als Leser*innen mit der Freude und der Leichtigkeit, auf diese Art zu arbeiten, »anzustecken«.

Das Buch umfasst fünf Kapitel. Im ersten Kapitel beschreibt Cordula Meyer-Erben die Grundlagen des hypnosystemischen Ansatzes und wie Kompetenzerleben mithilfe der Aufmerksamkeitsfokussierung auf unwillkürliche Prozesse gestärkt werden kann. Das zweite Kapitel, geschrieben von Ute Zander-Schreindorfer, veranschaulicht, wie Sprachmuster, Metaphern und Geschichten gezielt zur Veränderungsanregung eingesetzt werden können. Im dritten Kapitel lernen Sie von Cordula Meyer-Erben Methoden kennen, mit denen Sie die Veränderungsmotivation auf unterschiedliche Art und Weise erhöhen und das Körperwissen für Veränderungsprozesse nutzen können. Das vierte Kapitel, verfasst von Ute Zander-Schreindorfer, geht auf Formen von Selbsthypnose und deren Anwendungsmöglichkeiten ein. Im abschließenden Ausblick blicken wir auf die Zukunft des hypnosystemischen Ansatzes und geben Hinweise, wie Sie die Erkenntnisse in Ihrer Beratungs- oder Therapiepraxis umsetzen können.

In jedem Kapitel finden Sie zudem Trancen, Geschichten und Übungen. Nach dem Motto »*Wende nur die Methoden bei deinen Klient*innen an, die du selbst an dir erfahren hast*« möchten wir Sie motivieren, die Wirkung von Trance- und Hypnoseübungen zunächst selbst kennenzulernen, bevor Sie diese in Ihren Beratungsprozess integrieren und an die Klient*innen weitergeben. So können Sie die Methoden fachlich einordnen und passend zum Anliegen und zu den Kund*innen in Ihre therapeutischen oder beraterischen Prozesse einfließen lassen. Sie sind herzlich eingeladen, die von uns vorgelesenen Texte anzuhören und als Trance beziehungsweise Übung mitzumachen. Die entsprechenden Übungen sind mit einem Audio-Icon gekennzeichnet und befinden sich auf der Verlagsseite im Downloadbereich. Die Zugangsdaten sind am Ende des Buches aufgeführt. Sie können die Dateien an den entsprechenden Stellen im Buch anhören und sich auf die Übung einlassen. Wenden Sie diese Tranceübungen bei Kund*innen an, wirkt eine langsame, tiefere Stimmlage intensivierend auf die unwillkürlichen Erlebnisprozesse und stärkend auf den Ressourcenaufbau. In den Audiodateien können Sie dies nachvollziehen.

Außerdem erfahren Sie in jedem Kapitel etwas zu den theoretischen Hintergründen. Diese und das konkrete Vorgehen veranschaulichen wir anhand von Fallbeispielen. Welchen Nutzen Ihre Klient*innen und Sie aus dem jeweils Vorgestellten ziehen können, resümieren wir für Sie am Ende eines jeden Kapitels. Da sich die meisten Beispiele in diesem Buch in unterschiedlichen Arbeitsfeldern anwenden lassen, verwenden wir die Begriffe *Kund*innen, Klient*innen, Patient*innen* sowie *Beratung, Therapie, Supervision* und *Coaching* meist synonym. Nur in Fallbeispielen nutzen wir die Begriffe aus der jeweiligen Beratungsform und der entsprechenden Rolle heraus.

Abschließend möchten wir noch kurz auf die »Nebenwirkungen« des hypnosystemischen Arbeitens eingehen: Kund*innen lassen sich gern beraten, und ihre Kooperationsbereitschaft erhöht sich. Beratungen, Therapien, Supervisionen können dadurch kürzer werden und die Zufriedenheit der Kund*innen nimmt deutlich zu. Das ernste, anstrengende Arbeiten der Berater*innen gewinnt an Leichtigkeit und Freude, auch hier ist eine höhere Zufriedenheit mit dem eigenen Tun die Regel. Sie als hypnosystemische Berater*innen lernen nicht nur, bei Ihren Kund*innen mehr auf unwillkürliche und somatische Signale und die dahinterstehenden Bedürfnisse zu achten, sondern nehmen auch Ihre eigenen Ressourcen und Grenzen stärker wahr. Sie vertrauen auf Ihr eigenes Körperwissen und nehmen Ihre Selbstfürsorge in den Blick. Das kommt nicht nur Ihren Klient*innen, sondern auch Ihnen zugute. Und nun wünschen wir Ihnen viel Spaß beim Lesen!

Cordula Meyer-Erben
Ute Zander-Schreindorfer

Erstes Kapitel: Die Grundlagen des hypnosystemischen Ansatzes kennenlernen

Liebe Leserin, lieber Leser, ganz im Sinne des eigenen Erfahrungs- und Lernprozesses möchte ich Sie gleich zu Beginn zu einem kleinen Experiment einladen, bei dem Sie selbst erleben können, worum es beim hypnosystemischen Arbeiten geht.

Zunächst werde ich Sie bitten, sich eine unangenehme Situation aus Ihrer Schulzeit vorzustellen. Falls Ihnen keine einfällt, dürfen Sie sich eine Erinnerung an eine unangenehme Situation aus Ihrer Kindheit ins Gedächtnis rufen. Nehmen Sie aber bitte keine, die für Sie heute noch sehr belastend ist, sondern eine, die Ihnen lediglich als unangenehm in Erinnerung geblieben ist. Im zweiten Schritt werde ich Sie einladen, in eine erlebte Situation einzutauchen, die für Sie sehr angenehm und wohltuend war. Diese beiden Erlebniszustände werde ich in diesem Kapitel immer wieder aufgreifen, um die Grundsätze des hypnosystemischen Arbeitens zu verdeutlichen.

Erster Schritt: Wir beginnen mit der Erinnerung an eine unangenehme Situation.

Die unangenehme Situation

Achten Sie für einen Augenblick auf Ihren Körper. Wo berührt er den Stuhl, den Boden …? Achten Sie nun auf Ihren Atem. Wenn es für Sie passt, schließen Sie für einen Moment Ihre Augen.

Nun stellen Sie sich bitte eine Schulsituation (oder eine andere Situation aus Ihrer Kindheit) vor, in der es Ihnen nicht so gut ging. Was genau hat Ihr*e Lehrer*in gemacht? Was Ihre Mitschüler*innen? Wie haben Sie darauf reagiert? Nehmen Sie sich einen Augenblick Zeit und tauchen Sie in diese Situation wie in einen Film ein. Welche Körperreaktionen nehmen Sie wahr, welche Gefühle, inneren Bilder, Gedanken …?
Öffnen Sie nun wieder Ihre Augen und treten Sie ganz bewusst aus dieser vergangenen Situation heraus. Nehmen Sie Ihre Umgebung wahr. Lassen Sie Ihren Blick auf etwas Angenehmem ruhen. Machen Sie sich bewusst, wie alt Sie heute sind.

Reflektieren Sie kurz Ihr Erlebtes: Wie ging es Ihnen mit dieser Vorstellung? Welche Gedanken kamen Ihnen in den Sinn? Welche Körperreaktionen und Gefühle kamen hoch? Was dachten Sie damals über sich? Wie denken Sie heute über sich, wenn Sie sich an diese alte Situation erinnern?

Sobald Sie mit Ihren Überlegungen fertig sind, lassen Sie diese wieder los und schütteln Sie bitte diese Situation kräftig ab. Vielleicht wollen Sie auch kurz aufstehen und einen Schluck trinken.

Zweiter Schritt: Nun kommen wir zum nächsten Schritt unseres kleinen Experiments, diesmal mit einer Erinnerung an eine wohltuende Situation, der Wohlfühloase:

🔊 Die Wohlfühloase

Ich lade Sie ein, dass Sie sich einen Moment für sich selbst gönnen.
Wann immer Sie bereit dazu sind und es für Sie angenehm ist, können Sie Ihre Augen schließen und Ihre inneren Augen öffnen – jetzt oder etwas später.
Wenn es für Sie passt, können Sie sich für einen Augenblick erlauben, auf Ihren Körper zu achten. Wie sitzt er? Wo berührt er den Stuhl,

den Boden oder etwas anderes? Wo spüren Sie Verspannungen im Körper, wo fühlt er sich wohlig an?
Wenn Sie so weit sind, lade ich Sie ein, auf Ihren Atem zu achten.
Wo im Körper spüren Sie Ihren Atem: im Kopf, in den Schultern, im Bauch, im Rücken, in den Beinen …?
Wie fühlt sich der Atem an: eher schnell oder eher langsam, eher ruhig oder eher hektisch, eher flach oder eher tief oder ganz anders …?
Stellen Sie sich nun eine angenehme Situation vor, in der es Ihnen sehr gut ging. Eine Wohlfühloase, in der Sie vielleicht entspannt, lustig, gelassen, wohlig, voller Energie oder was immer für Sie passend ist, waren. Das kann bei einem Erfolgserlebnis, im Urlaub, beim Sport, im Wald, am Meer, in den Bergen, auf einem Spaziergang, in anregender Gesellschaft mit anderen Personen gewesen sein – oder bei etwas ganz anderem …
Lassen Sie sich Zeit, in dieses innere Bild einzutauchen.
Wie sieht dieses Bild genau aus? Was sehen Sie konkret?
Was hören Sie? Vielleicht Stimmen, Vogelgesang, Wellenrauschen oder etwas ganz anderes …?
Gibt es eine Person, die für Sie in dieser Situation wichtig ist?
Wenn es für Sie passend ist, nehmen Sie bewusst wahr, wo Sie das Wohlsein, die Energie, die Ruhe oder was auch immer für Sie stimmig ist, in Ihrem Körper spüren. Welche Empfindungen tauchen da in Ihrem Körper auf?
Welche Gefühle kommen in diesem Erleben hoch?
Riechen Sie etwas, wie z. B. die Blätter, das Meer, die Luft …?
Schmecken Sie etwas, wie z. B. etwas Salziges, Süßes, Fruchtiges …?
Welche Gedanken kommen hoch?
Welche inneren Bilder?

Sie können nun, wenn es für Sie passend ist, all die positiven Erinnerungen und Empfindungen für sich aufsaugen, einpacken, in dem Wissen, dass Sie jederzeit zu diesem wohltuenden inneren Ort zurückkehren können, zu diesem wohligen Gefühl von Wärme, Geborgenheit, Leichtigkeit oder einem anderen wohltuenden Gefühl …

Richten Sie nun, in Ihrem ganz eigenen Tempo, so wie es für Sie passt …
Ihre Aufmerksamkeit wieder nach außen,
in das Hier und Jetzt,
auf Ihre Umgebung, in der Sie sich befinden, auf das Buch.

Lassen Sie uns das Erlebte kurz reflektieren: Wie ging es Ihnen mit dieser Vorstellung? Welche Gedanken kamen Ihnen in den Sinn? Welche Emotionen fühlten Sie? Was haben Sie über sich gedacht, wie Sie sich an diese alte Situation erinnert haben?

Was war der Unterschied zur ersten Situation? Wo waren Sie mehr dabei? Wo haben Sie sich kraftvoller, eher in Ihrer eigenen Energie, als erwachsene, kompetente Person gefühlt?

In welchem Erlebniszustand, glauben Sie, können Sie mit mehr Leichtigkeit und Optimismus, oder was immer für Sie wichtig ist, Ihre Ziele erreichen? In welchem der beiden Erlebniszustände spürten Sie eine positivere Beziehung zum Buch beziehungsweise zu uns Autorinnen? Wo haben Sie sich selbst kooperativer mit der Anleitung gefühlt?

Reflexion über die Unterschiede der beiden Erlebniszustände erfolgen im *dritten Schritt:* Möglicherweise konnten Sie ein bisschen erleben, was man im hypnosystemischen Ansatz unter Aufmerksamkeitsfokussierung versteht. Je nachdem, ob Sie Ihre Aufmerksamkeit auf ein von Ihnen als positiv oder negativ erlebtes Ereignis lenken, aktiviert Ihr Inneres unterschiedliche Erlebnisnetzwerke von Gedanken, inneren Bildern, Gefühlen und Körperreaktionen. Womöglich sind Ihnen bei der ersten Situation innere Bilder von Ihrem Klassenzimmer, Ihrer Lehrkraft oder Ihren Mitschüler*innen erschienen, die Ihre Aufmerksamkeit auf eine Situation gelenkt haben, die für Sie weniger schön war. Vielleicht haben Sie auch konkrete Körperreaktionen wahrgenommen. Möglicherweise sind Gefühle aufgetaucht, und bekannte Gedanken haben sich in den Vordergrund gedrängt. Vermutlich haben Sie mit sich selbst gesprochen: »Stell dich doch nicht so an«, »Ich bin nicht gut genug«, »Mich mag keiner«, »Ich muss besser werden« … Es kann auch sein, dass Sie sich so jung wie damals gefühlt haben und wieder für einen Moment zu dem betroffenen, unsicheren Kind geworden sind (Altersregression). Und das, ohne dabei die Ressourcen, Fähigkeiten und Möglichkeiten abrufen zu können, die Sie heute als erwachsene Person haben.

Das gleiche Phänomen, allerdings mit positiveren Erlebnisnetzwerken, haben Sie womöglich erlebt, als Sie sich in eine als positiv erlebte Situation hineinversetzt oder eine Wohlfühloase imaginiert haben. Diesmal wurden, so meine Vermutung, Ihre körperlichen und psychischen Systeme in einen für Sie angenehmen Zustand versetzt. Auch hier gelang das, indem Sie, durch die gelesenen Worte angeregt, Ihre Aufmerksamkeit auf ein als positiv wahrgenommenes Erleben fokussiert haben.

Trance und bewusste Fokussierung auf Ressourcen

Gunther Schmidt prägte den Begriff »hypnosystemisch« 1980 für das von ihm »entwickelte Modell, welches systemisch-konstruktivistische Ansätze mit den Konzepten der ericksonschen Hypnotherapie« (Schmidt, 2007, S. 18) verbindet. Milton Erickson versteht unter Hypnotherapie die Arbeit mit Trancen und Suggestionen. Unter Umgehung der bewussten, willkürlichen Prozesse sollen die unbewussten und unwillkürlichen die Klient*innen beim Erreichen ihrer Ziele unterstützen und ihre Ressourcen aktivieren (siehe viertes Kapitel).

Was bedeutet *Trance?*

Schmidt bezeichnet jegliche Form von Aufmerksamkeitsfokussierung beziehungsweise jeden Erlebnisprozess als Trance. Er geht davon aus, dass wir uns immer in einer sogenannten Alltagstrance befinden. Als Tranceprozesse definiert er Prozesse, »bei denen intensiv unwillkürliches Erleben vorherrscht, bei denen jemand den Eindruck hat, dass ›es wie von alleine passiert‹,« und nennt diese auch »Variationen von Bewusstseinsprozessen« (Schmidt, 2005, S. 21).

In der Therapie geht es entsprechend darum, hilfreiche, aber bisher ausgeblendete oder nicht zugängliche Aufmerksamkeitsfokussierungen und Erlebnisnetzwerke zu aktivieren, also die Klient*innen von der Problem- in die Lösungstrance zu begleiten.

Unsere Sinne nehmen sehr viele Eindrücke von unserer Innen- und Außenwelt auf. Allerdings sind wir nicht in der Lage, alle Signale gleichzeitig wahrzunehmen und uns ihrer bewusst zu werden. Daher müssen wir unsere Aufmerksamkeit fokussieren. Wahrscheinlich nehmen Sie in diesem Moment nur diese Worte wahr und blenden dabei vieles aus, z. B., wie Ihr Körper gerade den Stuhl oder die Couch berührt, wie Sie atmen oder welche Geräusche, wie etwa Stimmen um Sie herum oder das Ticken einer Uhr in Ihrer Umgebung, zu hören sind. Erst in dem Moment, in dem ich Sie auf Ihren Körper oder die Geräusche um Sie herum aufmerksam mache, lenken Sie Ihre Wahrnehmung darauf. Die körperlichen Wahrnehmungen geraten in Ihr Bewusstsein und werden erst dadurch den willkürlich-bewussten Prozessen zugänglich und veränderbar. Wahrnehmungen, die über längere Zeit hinweg oder in bestimmten Kontexten ausgeblendet werden, stehen uns nicht bewusst zur Verfügung. Diese Wahrnehmungslücken werden auch *blinde Flecken* genannt. In dem Moment, in dem Sie, wie im obigen Experiment mit einer unangenehmen Situation, an für Sie schwierige Situationen in der Schule oder Kindheit denken, sind Ihnen Ihre Ressourcen, die Sie damals hatten oder heute als erwachsene Person haben, nicht bewusst. Diese sind dann nicht nutzbar, die Person ist mit ihren Ressourcen nicht *assoziiert,* wie die Hypnosystemiker*innen sagen. Und wenn wir unsere Ressourcen nicht erleben und nutzen können, fühlen wir uns meist schwächer, kleiner, jünger, hilfloser, erstarrter etc. In diesem Erleben fällt es uns wesentlich schwerer, Herausforderungen zu meistern und Veränderungen in uns zu bewirken. Wir wachsen und entwickeln uns in unserer Persönlichkeit nicht so weit, wie unser Potenzial es uns eigentlich erlauben würde.

In der hypnosystemischen Beratung, Therapie und Supervision ist es deshalb ein bedeutsamer Schritt, unsere Kund*innen anzuregen, aus der erlebten Erstarrung und Hilflosigkeit herauszufinden und ihre hilfreichen Ressourcen für Veränderungswünsche (wieder) bewusst zur Verfügung zu haben.

Aufmerksamkeitsfokussierung auf die Ich- und Es-Welt

Die Grundannahme des hypnosystemischen Ansatzes ist, dass menschliches Erleben niemals stabil ist. Es entsteht und wird aufrechterhalten durch Fokussierungsprozesse der Aufmerksamkeit. Diese Fokussierung findet laut Reinhold Bartl auf zwei Ebenen statt: der bewusst-willkürlichen Ebene (Ich-Welt) und der unbewusst-unwillkürlichen (Es-Welt und Körperwissen; Bartl, 2008, siehe Abbildung 1).

Die Aufmerksamkeitsfokussierung läuft in zwei Richtungen: eine gewünschte Richtung, in der Wohlergehen, Zufriedenheit, Stimmigkeit oder ein Flowgefühl entsteht, oder eine unerwünschte Richtung, die als Problem wahrgenommen beziehungsweise in der Symptomverhalten mit dem Erleben von Leid gezeigt wird. Beide Ebenen verfügen jeweils über einen besonderen Wissensschatz, den wir für die Suche nach Lösungen nutzen können.

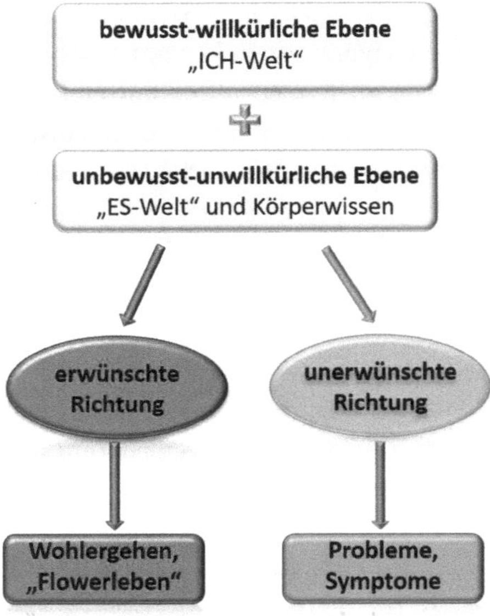

Abbildung 1: »Ich-Welt« und »Es-Welt« (vgl. Bartl, 2008, S. 5)

Das Erleben ist also immer ein (vollständiges) Muster von Fokussierungen. Diese Muster werden meist aus den drei wichtigen Wissenspools gebildet:

Die *Ich-Welt* mit ihrer Rationalität, Vernunft und Entweder-oder-Logik verwendet eine Sprache, die rational und logisch ist, planerisch und berechnend. Worte wie *entweder … oder, richtig/falsch, ja/nein, ein/aus, Entscheidung, Planung, Organisation* und Begriffe der Generalisierung wie *immer, stets, nie* werden auf dieser Ebene eingesetzt. Dieses Denken benötigt Struktur, wie Prioritäten-Setzen und Suche nach Kausalitäten. Der Blick geht eher nach außen, auf die Umwelt. Hier wird »über etwas geredet«.

Die Intuition oder die *Es-Welt* nutzt Worte, die alle Sinne ansprechen. Hier spielt das VAKOG eine wichtige Rolle: Visuelle, auditive, kinästhetische, olfaktorische und gustatorische Sinneseindrücke werden in der Es-Welt ganzheitlich in neuronalen Netzwerken gespeichert. Hier geht es um das *Erleben*, das unter anderem mit folgenden Worten Ausdruck finden kann: *sowohl … als auch, stimmig/unstimmig, passend/nicht passend, wohl/unwohl, aktivierend/deaktivierend, kraftvoll/erstarrt, energetisch/versteinert*. Die Sprache ist eher bildhaft, imaginativ und verwendet Metaphern. Hier geht es um ganzheitliches, zirkuläres Erleben, um Grau- bzw. Zwischentöne. Der Blick richtet sich eher nach innen und ist um Balance zwischen scheinbaren Polaritäten oder gegensätzlichen Bedürfnissen bemüht.

Der *Körper* ist eng verknüpft mit der Es-Welt, der Intuition. Das Stammhirn koordiniert Atmung, Herzschlag und alle viszeralen Überlebensmechanismen. Viel schneller als unser Verstand kann unser Körper zeigen, wenn wir eine Situation als angenehm oder unangenehm, als stimmig oder unstimmig oder gar als Bedrohung erleben. Zusammen mit der Amygdala aus dem limbischen System sorgt es seit der Evolution der Säugetiere für die Überlebensreflexe Flucht, Kampf und Erstarrung. *In meiner Mitte sein, in Balance sein, mich im Fluss fühlen/bewegen, lebendig sein, mich kraftvoll erleben* oder Ähnliches werden hier üblicherweise zur Beschreibung körperlicher Empfindungen verwendet. Wenn unser Körper eine Situation als unangenehm, unsicher oder unstimmig erlebt, wird er es in der Regel über Mimik, Gesten, Körperhaltung, Körperempfindungen und die Atmung ausdrücken. Meist wird in solchen unangenehmen Situationen der Atem als angespannt stockend, kurz, hektisch usw. beschrieben. Wenn wir bewusst nachspüren, können wir Verspannungen in Hals, Nacken, Gesicht, Schultern, Bauch, Armen und Beinen feststellen. Viele Redensarten unserer Alltagssprache weisen darauf hin: *Ich habe einen Kloß im Hals, mir sitzt etwas im Nacken, meine Brust ist eng, das wirkt, als ob mir jemand in den Magen geschlagen hat, das zieht mir den Boden unter den Füßen weg.*

In einer Wohlfühlsituation sendet der Körper hingegen Signale der Entspannung: Die Atmung fließt ruhig, die Füße stehen fest auf dem Boden, der Kopf sitzt leicht auf den Schultern, die Bewegungen sind flüssig und so weiter. Dieses Wissen wird im Embodiment sehr gezielt genutzt (siehe drittes Kapitel).

Durch das Einbeziehen der unbewusst-unwillkürlichen Prozesse in die Beratung werden Gestaltungsmöglichkeiten in Richtung gewünschten Erlebens erhöht. Dadurch wird das Kompetenzerleben erweitert und für die Kund*innen deutlich spürbarer.

Ich, Es und Körper als Vertreter unserer Bedürfnisse

Die drei Ebenen Ich-Welt, Es-Welt und Körper sind Träger von wichtigen Anliegen unserer Bedürfnisse, die es wertzuschätzen gilt (siehe Abbildung 2). Finden alle diese Anliegen zufriedenstellende Berücksichtigung, sind wir *in unserer Kraft* und den normalen Herausforderungen gewachsen. Wird aber ein Anliegen auf Dauer nicht bedient, wie etwa das Anliegen nach Ruhe, Erholung oder Sinnhaftigkeit des eigenen Tuns, wird es sich früher oder später über Es-Prozesse bemerkbar machen: *Es passiert immer wieder, dass ich einfach vor dem Fernseher lande, statt zu joggen.*

Alternativ sendet der Körper Signale wie etwa dauerhafte Verspannungen und Ungleichgewicht, die körperliche Symptome entstehen lassen können. Bei diesen körperlichen Reaktionen kann das Ich gar nicht anders, als eine Pause zu machen. Wird der Erschöpfung und dem dahinterliegenden Bedürfnis zu spät Raum und Zeit verschafft, kann es unter anderem zu Erschöpfungszuständen, Burn-out, Depression, Suchtverhalten und psychosomatischen Symptomen kommen. Und zwar so lange, bis das Anliegen nach Ruhe und Erholung erfüllt ist und das Anliegen z. B. nach sinnhafter Beschäftigung oder Bewegung in der Natur wieder stärker gelebt werden kann.

Ausgeblendete Es-Prozesse, Körperempfindungen und deren Auswirkungen können somit wichtige Signale sein, bedeutsame, derzeit

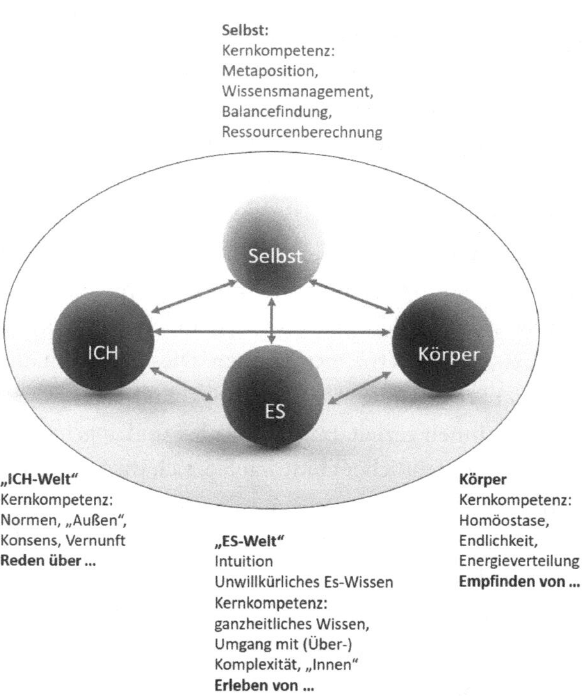

Abbildung 2: Ich-, Es- und Körperwelt (vgl. Bartl, 2017, S. 21)

nicht gelebte Bedürfnisse in den Fokus zu nehmen und ihnen zur Geltung zu verhelfen. Ein effektiver Ansatz in der hypnosystemischen Arbeit ist es daher, neben der rationalen Ebene regelmäßig diese Bedürfnisse und deren Anliegen einzubeziehen. Dies ermöglicht in vielen Fällen eine relativ schnelle und dauerhafte Veränderung.

Kooperation von Ich, Es und Körper und der Aufbau des Selbst als Metaebene

Hypnosystemische Ansätze eröffnen neue Perspektiven und nachhaltig wirksame Optionen, um die oft verzweifelten und intensiven Sehnsüchte und Anliegen von Kund*innen aufzugreifen und in annehmbare Veränderungen umzuwandeln. Umgedeutet als *bedeutsame Signale für verdeckte Anliegen* sind sie wichtige Hinweisgeber für Veränderung. Eine gelungene, immer wieder neu zu justierende Kooperation zwischen den unterschiedlichen Welten und deren Bedürfnissen lässt den Menschen dauerhaft gesund und zufrieden leben.

Um diese internalen Ebenen in ihrer vollen Komplexität zu erfassen, wird eine Beobachter*innenposition benötigt. So etwas wie ein Adlerauge, mit dem wir uns unsere unterschiedlichen Welten von oben bzw. außen betrachten können. Dies passiert häufig automatisch in der Selbstreflexion. In Beratungs- und Therapieprozessen können Kund*innen gezielt dazu eingeladen und angeleitet werden.

Um dies zu verdeutlichen, bitte ich Sie, sich die beiden Beispiele von oben noch einmal zu vergegenwärtigen. Haben Sie es in dem Beispiel mit der Schulsituation erlebt, dass Gedanken zu dieser Situation kamen? Kamen Ihnen in der Ich-Welt Sätze wie »Stell dich nicht so an!«, »Das war nicht so schlimm«, »Die blöde Lehrkraft«? Entstanden vor Ihrem inneren Auge Bilder von dem alten Klassenzimmer, hörten Sie mit Ihrem inneren Ohr damalige Geräusche oder rochen Sie den damaligen Geruch? Auf der körperlichen Ebene hat sich möglicherweise Ihr Magen zusammengezogen, Sie wollten vielleicht am liebsten wegrennen, explodieren oder …?

Als Sie sich dagegen Ihre Wohlfühlsituation ins Gedächtnis riefen, dachten Sie vielleicht eher etwas wie »Das sollte ich öfter machen!« (Rationalität in der Ich-Welt). Möglicherweise haben Sie innere Bilder gesehen, das Meer, den Wald oder den Fluss gerochen und deren Geräusche gehört und sich in den Augenblick versenkt (Empfindungen aus der Es-Welt). Vielleicht hat sich in diesem Moment Ihr Erleben in der Wohlfühlsituation gerade stimmig angefühlt, so als ob Sie im Reinen mit sich und der Welt sind, völlig in Balance, sich im Flow bewegen – oder was immer für Sie bedeutsam war. Ihr Körper hat Ihnen womöglich über die Atmung und Haltung gespiegelt, dass es ihm gerade wohlig war, wie immer Sie das konkret erlebten.

Bei Problemen und Symptomen stehen die Ich- und die Es-Welt oft im Zielkonflikt. Sie arbeiten eher gegen- statt miteinander. Zum Beispiel, wenn wir uns bewusst vornehmen, weniger Schokolade zu essen. Wie oft machen uns unwillkürliche Reaktionen einen Strich durch die Rechnung. Der automatische Griff zur Schokolade wird möglicherweise erlebt, als ob *meine Hand ganz von allein zur Schokolade greift.* Das *Selbst* als Metaebene kann helfen, mit einer wohlwollenden Beobachtung innerer und äußerer Zustände die unterschiedlichen Wissensebenen von Ich und Es zu verbinden und als moderierender Teil (wieder) zur Kooperation zu verhelfen.

Bartl schreibt dazu: »Wenn Informationen aus den drei Wissenspools durch die Nutzung der Fokussierung von Aufmerksamkeit auf die innere Welt nun systematischer zur Verfügung stehen, können die Choreografien auf internaler Ebene ressourcenschonend ausgerichtet und Informationen so verarbeitet werden, dass Ziele in der äußeren Welt möglichst gut bearbeitet werden können« (Bartl, 2011, S. 203).

Das Ziel der hypnosystemischen Therapie ist die intensive Einbeziehung der Es-Prozesse und der Körperempfindungen. Sie können sowohl Rückmeldungen über bedeutsame Bedürfnisse geben als auch Zugang zu hilfreichen Bedürfnissen ermöglichen. Veränderung gelingt oft durch das Zusammenspiel der Ich-, Es- und Körperebene mit all deren Anliegen. Für die Metaebene des Von-außen-Draufschauens verwenden hypnosystemische Therapeut*innen den Teil des Selbst. Zusammen mit dem Selbst werden in der Beratung die unterschiedlichen Bedürfnisse reflektiert und die Kommunikation zwischen den drei Ebenen Ich – Es – Körper angeregt. Das Selbst wird unterstützt, eine Strategie beziehungsweise Haltung zu entwickeln, die es erlaubt, gelingende Situationen bewusst im Alltag hervorzurufen, um Veränderungen gezielt angehen zu können. So gestalten wir Verhaltensänderungen als mehr oder weniger selbsthypnotische Aufmerksamkeitsfokussierung.

Biologische, psychische und soziale Netzwerke werden im Gehirn gemeinsam aktiviert. Je öfter Netzwerke als neuronale Verknüpfungen in den unterschiedlichen Bereichen des Gehirns genutzt werden, desto mehr verfestigen sie sich. Verhaltensänderungen, wie beispielsweise regelmäßiges Joggen, benötigen daher mehrere Wochen kontinuierliches Training, um eine neuronale Umstrukturierung im Gehirn dauerhaft zu ermöglichen.

Symptome und Probleme als Lösungsversuche

Hypnosystemische Berater*innen verstehen Symptome und Probleme als das Ergebnis von selbsthypnotischer Aufmerksamkeitsfokussierung, in der Kund*innen und manchmal auch deren Berater*innen auf ihre Herausforderungen als unlösbare Situationen schauen (Problemtrance). Probleme und Symptome »können so als kompetente Botschafter unbewussten Wissens wertgeschätzt [...] und gleichzeitig genutzt werden« (Schmidt, 2005, S. 89).

Sie können auch als Lösungsversuche betrachtet werden, die entweder als ein Kampf zwischen der Ich- und der Es-Ebene (siehe Beispiel mit dem Vorsatz, weniger Schokolade zu essen) oder als Resignation, Schuld, Scham und negative Zuschreibungen (beispielsweise bei Burn-out: sich als Versager*in erleben) beschrieben werden können. Die Auswirkungen dieser Lösungsversuche sind innerpsychische oder interaktionelle Eskalationen. Diese gehen auf der körperlichen und/oder psychischen Ebene mit Stress, Verzweiflung, Hilflosigkeit, Angst, Resignation einher. »Die subjektiven Leiderlebnisse sollten unbedingt sehr geachtet und würdigend behandelt werden« (Schmidt, 2005, S. 59).

Nach Gunther Schmidt (2007, S. 184) kann man Probleme auch als unangemessene Konstruktionen der Diskrepanz zwischen dem Ist- und dem Sollzustand verstehen. Während der Ist-Zustand meist abgewertet wird, findet beim Sollzustand eine Aufwertung bis hin zur Idealisierung statt. Kund*innen bewerten Lösungsversuche oft nicht als Erfolge, da sie nicht hundertprozentig dem Sollzustand entsprechen (siehe Abbildung 3).

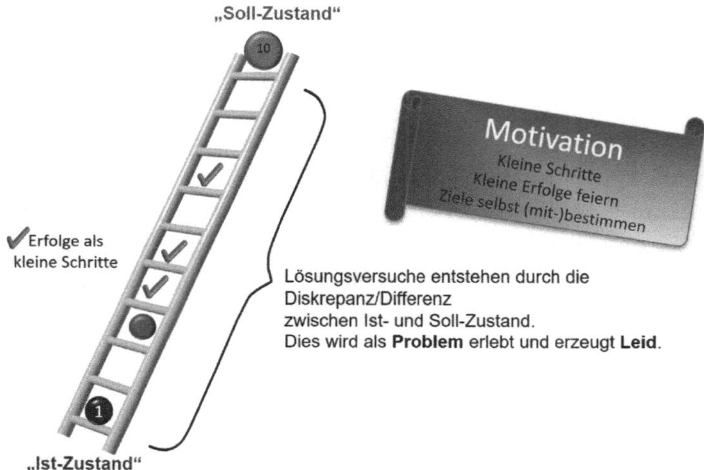

Abbildung 3: Ist-/Soll-Zustand

Hypnosystemische Lösungsinterventionen können unter anderem sein:

- Neubewertung/Reframing des Ist-Zustands sowie die Suche nach dem *guten Grund* für das Problem;
- (De-)Konstruktion des Sollzustands: Welche Bedürfnisse kämen da zum Zug, welche Bedürfnisse würden da nicht mehr (ausreichend) gehört werden? Wer in der Familie oder im Team würde im Soll-Zustand mitmachen, wer würde dagegenarbeiten? Was wäre der Gewinn, was der Preis?;
- Integration des Sollzustands in den Ist-Zustand (Frage nach den Ausnahmen/Wunderfrage);
- Herunterbrechen der Lösung in kleine Schritte;
- Wertschätzen und Feiern der Umsetzung und (Teil-)Erfolge;
- Bewusstwerden über vorhandene Ressourcen;

- Einführung der Idee der Endlichkeit (natürliche Begrenzung der Ressourcen);
- Balance von Ist/Soll in Relation zum Ressourcenbudget.

Potenzialhypothese und Ressourcenorientierung

Milton Erickson ging von der Potenzialhypothese aus, laut der jeder Mensch das Potenzial für Veränderung in sich trägt. Die Ressourcenorientierung im systemischen Ansatz greift diese Hypothese auf. Wenn es in einem Beratungsprozess gelingt, die unbewussten Kompetenzen, Ressourcen, Fähigkeiten und Stärken ins Bewusstsein zu rufen und für ein bestimmtes Ziel oder eine konkrete Situation nutzbar zu machen (zu utilisieren), ist Veränderung möglich.

Nutzung der Wohlfühloase

Ich lade Sie ein, sich eine konkrete, in naher Zukunft anstehende Herausforderung oder Veränderung zu überlegen. Wie geht es Ihnen mit dieser zu erwartenden Situation: Fühlen Sie sich dabei eher stark und kraftvoll oder schwach, eher zuversichtlich oder pessimistisch …?

Versetzen Sie sich nun bitte noch einmal in die »Trance-Wohlfühloase« vom Anfang des Kapitels. Aktivieren Sie, sofern es für Sie angenehm war und Sie es wollen, wie vorhin wieder alle Ihre Erlebnisnetzwerke, mit denen Sie sich wohl, stark, im Flow - oder wie auch immer es für Sie wünschenswert ist - gefühlt haben. Welche Ressourcen und Kompetenzen können Sie hier bei sich wahrnehmen? Speichern Sie dieses Gefühl für sich ab.

Wie schätzen Sie nun Ihre Herausforderung ein? Schätzen Sie diese Situation noch genauso wie zuvor ein oder fühlen Sie sich eher gestärkt, aktiver, energiegeladener, zuversichtlicher, optimistischer, wissend um Ihre Ressourcen …?

Überlegen Sie sich nun, wie dieser positiv erlebte Zustand Sie bei der Bewältigung Ihrer Herausforderung oder Veränderung unterstützen kann. Wie können Sie dieses erfahrbare Wissen gezielt für die Umsetzung im Alltag einsetzen? Was kann Sie immer wieder daran erinnern: ein spezieller (Motto-)Satz, eine Postkarte, ein besonderer Gegenstand …?

Aus vielen Beratungsprozessen wissen wir, dass Probleme und Herausforderungen in einem Erlebniszustand, in dem Ressourcen aktiviert und assoziiert sind, deutlich leichter gemeistert werden können. Vielleicht konnten Sie es in dieser Übung ein klein wenig selbst bei sich nachvollziehen. Es lohnt sich daher fast immer, Kund*innen zu Beginn, im Verlauf und/oder am Ende eines Prozesses zu einer ressourcenaktivierenden Aufmerksamkeitsfokussierung einzuladen und anzuleiten. Der Blick auf die Ressourcen stärkt Erwachsene wie Kinder und Jugendliche, unabhängig ob als Einzelperson, als Familie oder im Team.

Der Ressourcenblick ermöglicht, anders über sich selbst zu denken, zu fühlen und zu empfinden. Nicht die eigenen Defizite stehen im Fokus, sondern bereits Gelungenes, eigene Fähigkeiten und Stärken. Mit dieser positiveren Perspektive auf sich selbst kann der Innere Kritiker beruhigt und der Selbstwert gefördert werden. Allein dadurch erscheinen Probleme viel leichter handhabbar und veränderbar.

Konstruktivismus und Bedeutungsgebung

Der Konstruktivismus als ein Aspekt der Erkenntnistheorie geht davon aus, dass es die objektive Wahrheit nicht gibt. Alles, was ein Beobachter wahrnimmt, wird durch ihn und durch seinen Prozess des Erkennens konstruiert (Kybernetik zweiter Ordnung). Das Gehirn eines Menschen hat keinen direkten Zugang zur Außen- und Innenwelt. Es ist nicht in der Lage, die Realität so abzubilden, wie sie tatsächlich ist, sondern konstruiert lediglich ein viables, also ein passendes bzw. brauchbares, Modell der Wirklichkeit. Das, was wir für Realität halten, ist das Ergebnis von Unterscheidungen, die ein

Beobachter trifft. Diese Unterschiedsbildungen werden durch unsere Brille der Wahrnehmung und unsere Bewertungen darüber erzeugt. Dieser Konstruktionsprozess geschieht auf Grundlage der eigenen Vorerfahrungen (radikaler Konstruktivismus). Aber auch Wechselwirkungen mit den sozialen Systemen, in denen wir aufgewachsen sind oder heute leben, und die Prägung durch soziale Beziehungen in unserer Herkunftsfamilie oder Partnerschaft beeinflussen unsere inneren Landkarten (sozialer Konstruktivismus). Schmidt spricht in diesem Zusammenhang statt von Wahrnehmung von individueller Wahr-*Gebung* (Schmidt, 2007, S. 181). Es ist ein aktiver und kreativer individueller Prozess, eine vom Individuum erzeugte Konstruktionsleistung.

In unserer Sprache, oft bereits in einzelnen Worten, sind die sozialen oder individuellen Konstruktionen verschlüsselt. Dem Begriff *Stuhl* gibt jeder Mensch eine bestimmte Bedeutung: Es kann sich um einen harten Hocker handeln, einen Schreibtischstuhl, einen bequemen Sessel. Die Art und Weise, wie wir Worte, Grammatik und Betonung in unserer Kommunikation mit uns selbst und anderen anwenden, stellt eine *Landkarte der inneren Wirklichkeit* dar. Diese Landkarte entspricht nicht der realen Landschaft, in der wir uns bewegen. Landkarte und Landschaft sind nicht identisch. Worte bestehen nicht aus den Objekten, die sie bezeichnen, wie bei diesem Beispiel *Stuhl,* noch sind sie mit ihnen identisch. Unsere Repräsentationen dürfen nicht mit der Wirklichkeit verwechselt werden. Wir bilden mit unserer Sprache lediglich innere Modelle der Wirklichkeit ab. Die Sprache verdeutlicht unsere Konstruktionen, unsere eigenen Werte und Bewertungen.

Da verschiedene Beobachter*innen unterschiedliche Wirklichkeiten konstruieren, wird die Frage nach der objektiven Wahrheit, nach der einzig gültigen Realität, obsolet. Menschen beobachten mit ihren Sinnen die Welt völlig unterschiedlich. Jeder Mensch oder jede soziale Gruppe nimmt die Außenwelt unterschiedlich wahr. Wenn ich alle Leser*innen dieses Buches fragen könnte, wie sie die Inhalte wahrgenommen haben und was ihnen jeweils wichtig war, würde ich genauso viele unterschiedliche Beschreibungen erhalten wie Leser*innen. Und das, obwohl alle die gleichen Worte, die gleichen Zeilen gelesen haben. Diese Wirklichkeiten können mehr oder weniger förderlich sein, nämlich wie wir unsere Kindheit, unsere Partnerschaft oder unsere berufliche Situation bewerten. Entscheidend ist somit nicht die Frage: »Was ist die Wahrheit, die Realität?« – sondern: *»Wie wird individuelle oder soziale Wirklichkeit konstruiert?«*

Für uns hypnosystemische Berater*innen, Therapeut*innen und Supervisor*innen bedeutet dies, dass wir nicht besser wissen, wie unsere Kund*innen ihre Welt, ihren sozialen Kontext, ihre Symptome, ihre Probleme oder ihre Lösungen wahrnehmen und bewerten sollen. Vielmehr gilt es, ihre Konstruktionen auf der Grundlage der systemischen Haltungen der Neugierde und des Nichtwissens zu erfragen. Um auf das Beispiel einer unangenehmen Schulerfahrung zu Beginn dieses Kapitels zurückzukommen, heißt dies: Der*die Therapeut*in weiß nicht, ob Sie gern in die Schule gegangen sind oder nicht. Ob Sie Freund*innen hatten oder nicht. Ob Sie sich mit dem Lernen leichtgetan haben oder nicht. Und noch weniger, wie Sie die Schulzeit bewerten. Wie Sie sie gemeistert haben, welche Symptome, aber auch Ressourcen Sie möglicherweise daraus entwickelt haben. Wie Sie heute mit dieser Erfahrung umgehen, welche Auswirkungen dies heute möglicherweise noch auf Sie in bestimmten Situationen hat. Wie Sie durch diese Erfahrungen damals und heute über sich denken: eher abwertend, übermäßig selbstkritisch oder eher wohlwollend, zuversichtlich, optimistisch. Hier eine Auswahl an systemischen Fragen, die sehr hilfreich sein können, die innere Landkarte von unserem Gegenüber zu erfragen:

Was genau haben Sie erlebt? Wie bewerten Sie diese Situation? Wie haben Sie diese gemeistert? Welche Stärken haben Sie daraus entwickelt? Welche Schwächen? Und wie können diese Schwächen in bestimmten Situationen für Sie hilfreich sein? Gab es in schwierigen

Situationen auch Ausnahmen, in denen es Ihnen etwas besser ging? Was haben Sie da anders gemacht? Wie können Sie das heute, für Ihre aktuelle Schwierigkeit anwenden?

Wie denken Sie über sich? Ist ein anderer Blick auf Sie selbst hilfreicher, um die aktuelle Situation zu meistern?

Es handelt sich um *Wie-*, *Was-*, *Wann-* und *Wofür*-Fragen. Im folgenden Fallbeispiel sehen Sie, wie Berater*innen mit diesen W-Fragen arbeiten können.

Frau Müller wünscht sich als Leitung mehr Souveränität mit einem für sie herausfordernden Mitarbeiter und beschreibt eine konkrete Situation, die sie mit ihm hatte. Auf die Frage der Supervisorin, wo sie diese Auseinandersetzung mit ihm in ihrem Körper spüre, antwortet sie: »Ich habe so einen Druck in meiner Brust.«

SUPERVISORIN: »Können Sie mir den Druck näher beschreiben?«

FRAU MÜLLER: »Es fühlt sich an wie ein Stein. Wie ein großes Gewicht.«

SUPERVISORIN: »Wie groß ist der Stein?«

FRAU MÜLLER: »Er hat die Größe eines Findlings.«

SUPERVISORIN: »Wie sieht ein Findling genau aus, welche Farbe hat er, wie ist seine Oberfläche?«

FRAU MÜLLER: »Er ist fast schwarz. Seine Oberfläche ist glatt und schleimig.«

SUPERVISORIN: »Was gefällt Ihnen an Findlingen?«

FRAU MÜLLER: »Hm ... (überlegt lange). Einen finde ich schön. Er liegt auf dem Spaziergang mit meinem Hund. Er liegt einfach da. Er ist eine Abwechslung auf der Wiese.«

SUPERVISORIN: »Was bedeutet für Sie Findling im Zusammenhang mit Ihrem Mitarbeiter? Können Sie mir da ein Beispiel geben?«

FRAU MÜLLER: »Er macht sich groß und breit, ist nicht bereit, bei wichtigen Entscheidungen mitzugehen. Und ich komme dann nicht so schnell vorwärts.«

SUPERVISORIN: »Welchen Vorteil könnte es haben, den Findling beispielsweise mit Zement zuzuschütten?«

Frau Müller: »Wenn er eingepackt ist, muss ich ihn nicht mehr ansehen.«

Supervisorin: »Was für einen Vorteil könnte es haben, wenn man den Findling nicht mehr sehen muss?«

Frau Müller: »Dann wird man nicht ständig daran erinnert, dass man da keinen richtigen Platz zum Atmen hat.«

Supervisorin: »Wie sieht ein richtiger Platz zum Atmen aus?«

Frau Müller: »Dann ist es um mich herum frei. Nichts presst mich ein.«

Supervisorin: »Wie könnten Sie den Platz zum Atmen mit dem Findling finden?«

Frau Müller: (überlegt wieder lange und scheint mit sich zu ringen) »Ich könnte einfach um ihn herumgehen und weitergehen.«

Supervisorin: »Angenommen, Sie gehen einfach um den Findling herum und erlauben sich, einfach weiterzugehen, wie würde es sich auf Ihre Atmung auswirken?«

Frau Müller: (schnauft tief durch) »Ich würde mich freier und mehr in meiner Kraft fühlen.«

Supervisorin: »Angenommen, Sie fühlen sich freier und mehr in Ihrer Kraft: Wie würde sich das vermutlich auf Sie, auf Ihren Mitarbeiter und Ihre Arbeitsbeziehung auswirken?«

Frau Müller: »Ich könnte seine Aussagen leichter stehen lassen. Würde ihn nicht dauernd versuchen zu überzeugen … Möglicherweise würde er dann manchmal die Entscheidung später doch mittragen.«

Dieses hier beschriebene Nachfragen und Konkretisieren ermöglicht es, die Bedeutung der Begriffe und des Erlebten auf einer bildhaften Ebene ganzheitlich zu erfragen, neue Perspektiven zu generieren und Lösungsansätze zu entwickeln. Peter Winkler beschreibt diese Methode der Idiolektik ausführlich in dem Buch »Schlüsselworte« (Bindernagel, Krüger u. Winkler, 2010).

Zirkularität: Betrachtung in Wechselwirkungen

Ein weiterer, äußerst wichtiger Baustein des hypnosystemischen Ansatzes ist die Annahme, dass alles in Wechselwirkung geschieht. So sehen wir als hypnosystemische Therapeut*innen die einzelne Person mit ihren innerpsychischen körperlichen Prozessen immer im Kontext ihrer Familie, Teams und Umwelt. Ähnlich wie bei einem Mobile ist das Individuum mit diesen anderen Figuren verknüpft und kann die anderen nicht kausal-linear verändern. Aber sobald sich ein Teil im Mobile verändert, werden die anderen Teile sehr wahrscheinlich darauf reagieren und sich ebenfalls verändern. Diese Zirkularität lässt sich gut in der Familie von Max zeigen.

Je mehr sich Max' schwer depressive Mutter in ihr Bett zurückzieht, desto mehr ist ihr achtjähriger Sohn auf sich allein gestellt. Je mehr Max auf sich gestellt ist, desto weniger bekommt er seine Hausaufgaben hin. Je weniger Max seine Hausaufgaben erledigen kann, desto ungeduldiger wird seine Lehrerin. Je ungeduldiger seine Lehrerin wird, desto unruhiger und impulsiver wird er. Je unruhiger und impulsiver Max wird, desto mehr wird die Lehrerin mit der Mutter über seine Verhaltensänderungen sprechen. Je mehr die Lehrerin unzufrieden mit der Erziehung der Mutter ist, desto mehr wird sich die Mutter überfordert fühlen. Je mehr sich die Mutter überfordert fühlt, desto eher wird sie sich in ihr Bett zurückziehen … Diese zirkulären Verhaltensweisen führen zur Unzufriedenheit aller und zu gegenseitigen Vorwürfen. Eine Problemtrance entsteht, in der alle Beteiligten des Systems Familie und des Systems Schule oft keinen Ausweg finden. Im nächsten Schritt wurde Max auf ADHS getestet. Er bekam Medikamente, die seine Verhaltensauffälligkeiten verschwinden lassen sollten. An der eigentlichen Wechselwirkung der Systembeteiligten änderte sich durch die Medikation aber nichts. Diese Interaktionen innerhalb und zwischen den beiden Systemen waren bereits als Muster verfestigt. Dies hat meist negative Auswirkungen auf alle an der interaktionellen Kommunikation beteiligten Personen, auf deren Selbstwert und auf deren Gefühl der Selbstwirksamkeit. In diesem Fall gelang es, Max' Lehrerin zu einem Veränderungsprozess einzuladen und anzuleiten. Sie verstand, dass sie etwas an ihrer Haltung gegenüber Max und ihren Reaktionen auf seine Verhaltensweisen ändern konnte. Die Lehrerin besprach mit Max kleine Ziele bezogen auf seine Verhaltensweisen. Sobald sie positive Veränderungen beobachtete, äußerte sie diese auch Max gegenüber. Max wurde immer zuversichtlicher, und es gelang ihm mehr und mehr, die vereinbarten Ziele umzusetzen. In einem gemeinsamen Gespräch überprüften sie, wie weit diese bereits erreicht waren. Sowohl Max als auch die Lehrerin waren stolz darauf, wie ihnen die ersten Veränderungen bereits gelungen waren. Sie vereinbarten weitere kleine Schritte und überprüften auch diese wiederum eine Woche später. Gemeinsam freuten sie sich über die von außen betrachteten kleinen Erfolge, die für beide aber Meilensteine bedeuteten. Max' Veränderungsbereitschaft nahm immer mehr zu, da er sah, dass sie von seiner Lehrerin gesehen wurde.

Ziel und Auftragsklärung: Wohin soll die Reise gehen?

An dem Fallbeispiel mit Max und seiner Lehrerin wird auch die Relevanz der Ziel- und Auftragsklärung deutlich. In der systemischen Arbeit ist die Formulierung von Zielen und dem Auftrag zu Beginn sowie als dauerhafter Prozess während der gesamten Beratung Voraussetzung des Veränderungsprozesses. Sie gibt die Richtung der Veränderung vor und bietet einen roten Faden im Beratungsprozess. Dieses Vorgehen steht im Gegensatz zu anderen therapeutischen und medizinischen Ansätzen, in denen am Anfang die richtige Diagnose beziehungsweise eine ausführliche Problembeschreibung im Vordergrund steht und erst danach Problemlösungsstrategien entwickelt und umgesetzt werden. Hypnosystemiker*innen hingegen gehen davon aus, dass nur die Kund*innen für sich entscheiden können, was die gewünschte Veränderung und die dazu hilfreichen Schritte sind. Auch Max mit seinen acht Jahren weiß bereits, was ihm guttut, was hilfreich für ihn ist und was die Lösung in Richtung einer gewünschten Veränderung ist. Der Ratschlag der Lehrerin »Bleib einfach ruhig sitzen und beteilige dich angemessen am Unterricht« kann für manche möglicherweise hilfreich sein – für viele ist er es aber nicht. Max als Experte seiner Person kommt vielleicht auf ganz andere Lösungen, die dann mit hoher Wahrscheinlichkeit für ihn passend sind. Er *konstruiert* seine ganz individuellen Antworten, wodurch diese Veränderungsschritte für ihn auch viel leichter umzusetzen sind.

Bei der Zielklärung geht es nicht darum herauszufinden, was Kund*innen nicht mehr möchten, sondern was sie *stattdessen* möchten. Statt einem *Weg-von* steht die Suche nach einem *Hin-zu* im Fokus. Also was sollen die gewünschten Veränderungen sein, wie sollen diese konkret aussehen und wie können sie in kleinen Schritten umgesetzt werden? »Die Zielklärung wird so zur Imagination des Zielerlebens« (Schmidt, 2005, S. 103).

Hilfreiche Fragen können sein:

- *Was wäre für Sie ein gutes Ergebnis der Behandlung/unseres Gesprächs? Woran würden Sie das merken?*
- *Wer würde es noch merken?*
- *Angenommen, die Behandlung/das Gespräch würde für Sie erfolgreich verlaufen: Was würden Sie in drei Wochen (Monaten, Jahren) anders machen als vor der Behandlung?*

Ziele können als *Zielvisionen* entwickelt werden. Veränderungsprozesse sind vor allem dann möglich, wenn die handelnden Personen (Kund*innen, Teams etc.) eine positive Zielvision davon haben, was sie erreichen möchten. Zielvisionen sind dabei zunächst häufig allgemein, aber emotional und inhaltlich positiv besetzt und daher attraktiv.

Wohldefinierte Ziele

Ist eine attraktive Zielvision erstellt, können sogenannte *wohlformulierte Ziele* in kleinen Veränderungsschritten konkretisiert werden. Steve de Shazer und Insoo Kim Berg entwickelten auf der Grundlage der Arbeiten von Milton Erickson die lösungsorientierte Kurzzeittherapie mit Kriterien und zahlreichen Fragemethoden für die Erarbeitung von Zielen (Kim Berg, 1992, S. 72 ff.).

Ziele im lösungsfokussierten Ansatz sollen für Kund*innen bedeutsam sein und folgendermaßen formuliert werden:

- in der *Sprache der Kund*innen* und innerhalb *deren Wirklichkeitskonstruktion* (z. B. *»Woran würden Sie merken, dass Sie einen Zustand von ›Alles ist gut‹ erreicht haben?«);*
- *positiv* und als ein *Hin-zu-Ziel;* negative Beschreibungen oder Beenden von Unerwünschtem werden ersetzt durch den Beginn neuen Verhaltens oder Erlebens (z. B. die Angst soll weg sein → *»Was soll stattdessen da sein?«* → »Ich möchte mehr Sicherheit«);
- im Hier und Jetzt;
- realistisch;
- in kleinen Schritten von den Kund*innen umsetzbar (z. B. *»Wann würden Sie beginnen und womit?«, »Was werden Sie dann tun?«, »Was könnte ein erster kleiner Schritt sein?«);*
- verhaltensbezogen und im Einflussbereich der Kund*innen (z. B. *»Wie werden Sie dann reagieren?«, »Was konkret werden Sie dann tun?«)*
- interaktionell, also mit Blick auf zirkuläre Interaktionen wichtiger Bezugspersonen (z. B. *»Wenn Sie sich wie von Ihnen gewünscht verhalten, woran würden andere dies bemerken?«)*

Weitere sinnvolle Fragen in der Zielarbeit:

- *»Woran lässt sich feststellen, wann das Ziel erreicht ist?«*
- *»Was sind die positiven und was die unerwünschten Auswirkungen, wenn das Ziel erreicht ist?«*

- *»Sind diese akzeptabel, oder gibt es einen Zielkonflikt?«*
- *»Angenommen, Sie hätten Ihr Ziel erreicht ...«* (also: »Wie ist das Erleben im Zielzustand?«)

In einem Beratungsprozess werden meist nicht all diese Fragen gestellt. Trotzdem ist es hilfreich, die einzelnen Aspekte zu kennen und sich darauf situativ beziehen zu können. So wie Herr Hubers Therapeut im folgenden Fallbeispiel.

Herr Huber kommt wegen Zwangsgedanken und -handlungen in die Therapie. In einer früheren Psychotherapie waren seine Beschwerden so weit abgeklungen, dass er gut zurechtkam. Da er sich aber gerade von seiner Frau, der Mutter seines Sohnes, trennt, erlebt er sich sehr belastet, und seine Symptome sind wieder stärker geworden.

THERAPEUT: »Was wäre denn für Sie ein gutes Ziel in unserer gemeinsamen Arbeit?«

HERR HUBER: »Ich möchte, dass meine Gedanken wieder weg sind.«

THERAPEUT: »Wenn Ihre Gedanken weg sind, was ist dann da?«

HERR HUBER (überlegt lange) »Dann würde ich nicht so viel Zeit mit Überlegen verbringen. Ich mache mir ganz viele Gedanken, damit ich ja alles richtig mache. Und sobald ich etwas Falsches denke, muss ich mit meinen Fingern bestimmte Bewegungen machen, bis ich es wieder neutralisiert habe. Ich bin dann sehr angespannt.«

THERAPEUT: »Sie wissen genau, was Sie in bestimmten Situationen tun und denken. Ich möchte mich mit Ihnen auf die Suche machen, was Sie stattdessen tun und denken wollen. Sind Sie damit einverstanden?«

HERR HUBER: »Ja. Ich möchte entspannter sein, ruhiger. Mir weniger Gedanken über alles Mögliche machen.«

THERAPEUT: »In welchen Momenten sind Sie denn entspannter? Und wenn Sie entspannter sind, was tun Sie dann genau?«

HERR HUBER: »Dann mache ich mir keine Sorgen.«

THERAPEUT: »Woran würde ich erkennen, dass Sie entspannter sind?

Durch ein bestimmtes Verhalten, durch einen bestimmten Gesichtsausdruck oder durch was konkret?«

HERR HUBER: »Wenn ich entspannter bin, dann lächle ich mehr. Ich mache mehr Witze. Dann bin ich auch meinem Sohn gegenüber gelassener. Und ich reagiere ruhiger auf meine Ex-Partnerin. Ich habe dann auch mehr Kraft, etwas mit meinen Freunden zu unternehmen.«

THERAPEUT: »Wenn Sie mehr mit Ihren Freunden machen, wie wirkt sich das auf Ihre Gedanken und Ihre Sorgen aus?«

HERR HUBER (überlegt lange) »Hm. Ich wäre von meinen Gedanken abgelenkt. Ich hätte gar nicht so viel Zeit zum Nachdenken.«

THERAPEUT: »Ah, das ist ja interessant. Wenn Sie viel mit Freunden zusammen sind, sind Sie entspannter, haben weniger Zeit zum Nachdenken. Richtig so?«

HERR HUBER: »Ja.«

THERAPEUT: »Was geht da in Ihrem Kopf vor, welche Art von Gedanken machen Sie sich dann, wenn Sie mit Freunden zusammen sind?«

HERR HUBER: »Dann überlege ich, wie ich meine Freunde zum Lachen bringen kann. Oder wir sprechen einfach über das, was wir gerade unternehmen, was wir sehen.«

THERAPEUT: »Wenn Sie das so beschreiben, was wäre also ein Ziel für die Therapie?«

HERR HUBER: »Ein wichtiges Ziel ist, dass ich entspannter bin, mit meinem Sohn ruhiger bleibe. Dass ich mehr unternehme. Vielleicht auch, dass ich mit mir wieder lockerer werde, dass es okay ist, wenn ich mal nicht alles super gut schaffe.«

THERAPEUT: »Was könnte ein erster Schritt sein in die Richtung ›Ich gehe ruhiger mit meinem Sohn um‹?«

An diesem Fallbeispiel wird deutlich, wie schwer es vielen Klient*innen fällt, positive und konkret formulierte Ziele zu finden. Es kann sein, dass in der ersten Sitzung noch nicht alle Ziele im Detail ausgearbeitet werden können und man mit dem wichtigsten Ziel für die

Klient*innen beginnt. Die Ziele befinden sich im stetigen Prozess und sollen daher regelmäßig überprüft werden. Sie können sich im Verlauf der Beratung oder Behandlung verändern.

Ambivalenzen und Zielkonflikte

Nicht selten liegen in Beratungs- und Therapieprozessen Ambivalenzen und Zielkonflikte vor. Im letzten Fallbeispiel möchte Herr Huber seine Zwangsgedanken loswerden. Diese erlebt er ambivalent: Einerseits belasten sie ihn, anderseits vermitteln sie ihm vermeintliche Sicherheit. Er befindet sich in einem Zielkonflikt zwischen weniger Belastung und erlebter Sicherheit. Solange er diesen Konflikt nicht auflösen kann, werden die Zwangsgedanken vermutlich nicht auf Dauer verschwinden. Erst wenn es Herrn Huber gelingt, neue Wege zu finden, beide Bedürfnisse gleichzeitig auf eine hilfreiche Art leben zu können, wird er die Zwangsgedanken nicht mehr benötigen.

Eine hilfreiche Frage, um Ambivalenzen und Zielkonflikte herauszuarbeiten, ist die nach den jeweiligen Auswirkungen beziehungsweise dem möglichen Gewinn und dem Preis, der bezahlt werden muss: »*Angenommen, Sie erreichen das Ziel nächste Woche (Monat), welche Auswirkungen hätte dies auf Sie, auf die anderen Familienmitglieder, auf bestimmte Situationen …? Wer hätte davon einen Gewinn oder Vorteil? Wer müsste welchen Preis dafür bezahlen? Wie viel Bereitschaft auf einer Skala von eins bis zehn haben Sie, Ihre Situation zu verändern? Wie zuversichtlich sind Sie, auf einer Skala von eins bis zehn, Ihr Problem zu verändern?*«

Rollenklärung

Nachdem die Ziele geklärt sind, gehört zum Auftrag auch die Rollenklärung, bei der es darum geht, welche Erwartungen die Kund*innen an den Prozess und den*die Therapeut*in haben. Mögliche Fragen können sein: »*Was soll mein Beitrag als Berater*in dazu sein? Was ist Ihr Beitrag? Gibt es sonst noch jemanden, der zu Erreichung des Ziels notwendig ist?*«

Kontextabhängigkeit von Verhaltensänderungen

Am Fallbeispiel Max lässt sich auch die Abhängigkeit vom Kontext zeigen: Max' neues Verhalten ist in der Schule im besten Falle beobachtbar. Das heißt aber nicht, dass er die gleichen Verhaltensweisen auch zu Hause umsetzen wird. Verhalten, Gedanken, Gefühle, Körperempfindungen, Ressourcen, aber auch Verhaltensänderungen zeigen sich in verschiedenen Umgebungen, wie hier Schule und Familie, oft unterschiedlich. So kann Max sein Verhalten durch die Unterstützung der Lehrkraft innerhalb der Schule ändern. Zu Hause, wo er viel sich selbst überlassen ist, schafft er es aber nicht. Hier ist es hilfreich, dass die Beraterin zusammen mit Max und seiner Mutter andere Lösungsideen entwickelt. Die Beraterin besprach mit der Mutter folgende Schritte, die diese auch teilweise umsetzen konnte: Sie steht morgens auf, frühstückt mit Max und verabschiedet ihn auf den Schulweg. Danach geht sie, wenn sie es wünscht, wieder ins Bett und erlaubt sich, sich zu erholen. Nach dem gemeinsamen Mittagessen bleibt die Mutter mindestens 15 Minuten mit Max sitzen, bis er die Hausaufgaben begonnen hat. Sie achtet darauf, dass der Tisch leer geräumt und sauber ist, dass Max sich richtig hinsetzt und alle benötigten Hefte und Stifte auf dem Tisch herrichtet. Außerdem liest sie die neuen Nachrichten der Lehrerin im Mitteilungsheft. Nach diesen 15 Minuten kann sie sich wieder in ihrem Bett erholen. Max trägt zur Veränderung der Hausaufgabensituation bei, indem er seine Aufmerksamkeitsfigur, einen Stofftiger, auf den Tisch setzt und mit ihm zusammen überlegt, wie er sich nach den Hausaufgaben belohnen kann, z. B. mit einem Joghurt oder mit einem Fußballspiel draußen. Auch wenn die Umsetzung von Mutter und Max nicht immer perfekt klappt, so haben sie doch konkrete Schritte, die sie sich immer wieder ins Bewusstsein rufen können. Erinnerungen mit Symbolen an der Wand bzw. ein Zettel an der Küchentür erinnern sie daran, was sie konkret umsetzen wollen.

So entwickelte Max Lösungsideen für den Kontext Schule und für den Kontext zu Hause mit seiner Mutter. Die Systemiker*innen nennen das auch Kontextualisierung von Anliegen.

Diese Kontextabhängigkeit von Verhalten zeigt sich auch häufig nach Klinikaufenthalten: Sobald die Patient*innen wieder zu Hause in ihrem gewohnten Kontext leben, wirken die in der Klinik gelernten Verhaltensweisen und Strategien nach kurzer Zeit wie vergessen. Im Sinne der Zirkularität fallen Patient*innen und ihre Angehörigen häufig in gewohnte Verhaltens- und Interaktionsmuster zurück. Ein Blick des Partners*der Partnerin kann ausreichen, dass sich der*die Patient*in wieder so verhält wie vor dem Klinikaufenthalt. Im folgenden Fallbeispiel erfahren Sie, was Berater*innen in einer solchen Situation machen können.

Herr Waldner, 48 Jahre, IT-Spezialist in einer großen Firma, ließ sich wegen Depression und Erschöpfungszuständen in einer psychosomatischen Klinik stationär behandeln. Als er nach Hause zu seiner Frau und den beiden pubertierenden Töchtern kam und auch seine Arbeit wieder aufnahm, bemerkte er, dass seine Vorsätze und erarbeiteten Verhaltensänderungen aus der Klinik nur von kurzer Dauer waren und sich wieder alte Muster bei ihm, innerhalb seiner Familie und in der Arbeit einspielten. Er suchte die hypnosystemtherapeutische Praxis auf und äußerte den Wunsch, die in der Klinik erlernten Strategien auch im Alltag umsetzen zu können. Die Therapeutin klärte mit ihm seine Ziele. Beide arbeiteten über acht Sitzungen hinweg kontinuierlich an deren konkreter Umsetzung im Familien- und Berufsalltag. In der Klinik hatte Herr Waldner gelernt, auf sein Ruhebedürfnis zu achten. Dort zog er sich in sein Zimmer zurück, sobald er dieses Bedürfnis bei sich bemerkte, und hatte dann Ruhe. Zu Hause am Wochenende mit Frau und Kindern gelang ihm dies nicht. In der therapeutischen Praxis konnte er die Lösung, sich ins Zimmer zurückzuziehen, modifizieren und durch eine passendere Lösung ersetzen: Er erlaubt sich nun, sich auf einem Spaziergang zurückzuziehen. Er besprach diese Lösungsstrategie, und wie er diese im Familienalltag auch durchführen könnte, mit seiner Frau. Sie einigten sich darauf, dass er die Zeit nach dem Abendessen für seinen Spaziergang nutzt, während seine Frau die Küche aufräumt.

Selbstorganisation und Kooperation auf Augenhöhe

Es gibt einige Untersuchungen über die Wirkfaktoren einer Therapie, die auch auf andere Beratungsformate übertragen werden können. Theorien und Methoden sind einerseits für den Veränderungsprozess und für das Vorgehen der Therapeut*innen wichtig. Bedeutsamer ist laut Studien von Asay und Lambert andererseits eindeutig die therapeutische Beziehung zwischen Therapeut*innen und Kund*innen sowie ob es beiden immer wieder gelingt, eine Kooperationsbereitschaft der Kund*innen herzustellen (vgl. Lieb, 2004).

Überlegen Sie bitte an einem eigenen Beispiel von sich selbst, wann Ihre Kooperation mit einer helfenden Person (Freund*in, Partner*in, Kolleg*in …) und Ihre daraus resultierende Veränderungsbereitschaft besonders ausgeprägt war: Eher dann, wenn Sie Vorschläge erhielten, wie Sie ein Problem lösen sollen, wie beispielsweise: *»Geh doch einfach joggen!«, »Raff dich halt auf!«?* Oder wenn die andere Person sich als Expert*in für Ihre Situation ausgab und behauptete, sie kenne die Lösung: *»Man muss langsam anfangen mit dem Joggen und die richtige Schritt- und Atemtechnik anwenden!«?*

Oder erleben Sie es eher dann als unterstützend, wenn Sie das Gefühl haben, Ihr Gegenüber hört Ihnen zu und versteht, was Sie am regelmäßigen Joggen hindert? Und sie fragt, wann es Ihnen bereits gelungen ist, mit dem Joggen anzufangen, was Ihr Gewinn war, durchzuhalten, was Ihr erster, sehr individueller Schritt sein könnte, anzufangen?

Als Außenstehende mit Erfahrung in unserem professionellen Tun meinen wir oft genau zu wissen, was das Problem sowie was gut für den anderen ist und wie die richtige Lösung und deren Umsetzung auszusehen haben. Hypnosystemische Therapeut*innen hingegen haben große Zuversicht in die Selbstorganisationsprozesse ihrer Kund*innen. Sie gehen davon aus, dass deren als subjektiv leidvoll empfundenen Symptome aus »guten Gründen« entstanden sind – möglicherweise in Kontexten, in denen sie als (Überlebens-)Strategie notwendig waren. Sobald wir die hypnosystemische Haltung ernst nehmen, dass nur unser Gegenüber als autonomer Mensch weiß, was für ihn die passende Lösung ist und dass es gilt, diese mit ihm gemeinsam herauszufinden, betrachten wir unsere *Kund*innen als Expert*innen,* nicht nur für die passende Veränderung, sondern auch dafür, ob eine Veränderung überhaupt derzeit ansteht. Diese Haltung der Allparteilichkeit bezogen auf Veränderung sowie Nichtveränderung ermöglicht unserem Gegenüber selbst herauszufinden, was das Passende oder Stimmige für ihn ist. Gleichzeitig wächst durch die »eigenen« Lösungen der Betroffenen die Bereitschaft zur Veränderung (siehe auch Pacing im zweiten Kapitel). Diese Haltung entstammt den Theorien der Autopoiesis und der Selbstorganisation von Niklas Luhmann und Humberto Maturana. Systeme sind demnach von außen nicht direkt beeinflussbar. Formgebende und gestaltende Einflüsse gehen von den Systemen selbst aus. Damit »ein lebendes System sein Leben sichern und es reproduzieren kann, erzeugt es rückbezügliche Regeln […]. Da dies aber wieder in Auseinandersetzung mit einer sich ständig fluktuierend ändernden Umwelt geschieht, reicht es nicht aus, die bisherigen Regeln alle starr zu belassen (Homöostase), sondern ein Teil der Regelungen muss sich auch immer wieder in Abstimmung mit der Umgebung verändern (Morphogenese), gerade um zu sichern, dass seine Stabilität weiter ermöglicht wird […]. Es geht also um eine Balance zwischen Homöostase und Morphogenese im Austausch mit der Umwelt« (Schmidt, 2005, S. 51 f.). Berater*innen können diesen Austausch mit der Haltung des Nichtwissens aufdecken. So wie die Supervisorin im folgenden Fallbeispiel.

Die Leiterin einer Beratungsstelle, Frau Roth, sowie ihre Mitarbeiterin, Frau Schwarzer, stellen bei der Supervision einen Konflikt vor, der sich seit einigen Monaten aufgeschaukelt hat. Frau Roth findet, ihre Mitarbeiterin nehme sie nicht ernst, handle oft eigenmächtig und schotte sich ab. Frau Schwarzer hingegen sieht sich selbst als sehr engagiert und als Mitarbeiterin, die sich für die Beratungsstelle einsetzt und sehr wohl die Entscheidungen der Leiterin akzeptiere. Die Vorwürfe von Frau Roth ihr gegenüber empfindet sie als haltlos und kränkend. Mit der Haltung des Nichtwissens eruiert die Supervisorin, welche konkreten Kommunikationsmuster zwischen beiden zu beobachten sind und wie Frau Roth und Frau Schwarzer jeweils die einzelnen Kommunikationssequenzen bewerten. Frau Roth beschreibt auf wiederholte Nachfragen der Supervisorin die konkreten Aussagen und Verhaltensweisen, wie Frau Schwarzer sich um eine bestimmte Aufgabe beim Träger bemüht hat. Frau Schwarzer beschreibt detailliert, wie sie diese Aufgabe, die ihr sehr am Herzen liegt, zunächst weitergetrieben hat, sie aber die Funktion als Beauftragte für diese Aufgabe trotz Bitten des Trägers mehrmals abgelehnt hat. Auf die Frage der Supervisorin hin, was sich beide Kundinnen jeweils in einer ähnlichen Situation von der anderen Person wünschen würden, formulieren diese konkrete Erwartungen: Frau Roth wünscht sich von Frau Schwarzer, ihre Entscheidungen klar zu akzeptieren und entsprechend zu handeln. Zudem würde ihr in der Kommunikation mit Frau Schwarzer sehr helfen, wenn diese ihr Verhalten öfter besprechen und transparent machen würde, auch in den Situationen, in denen sie aufgrund ihrer Leitungsfunktion sehr beschäftigt ist. Sie selbst werde ihr Konstrukt, von Frau Schwarzer nicht als Leitung akzeptiert zu werden, hinterfragen und wieder mehr Frau Schwarzers Stärken in den Fokus nehmen. Frau Schwarzer wünscht sich hingegen statt schneller Abwertungen ihres Verhaltens Fragen nach den Beweggründen ihres Handelns. Sie selbst werde sich bemühen, transparenter zu kommunizieren.

Diese neugierig-fragende *Haltung des Nichtwissens* der Supervisorin schafft den Raum für individuelle Suchprozesse der Kundinnen. Dies ermöglicht, dass beide Kundinnen ihre eigenen Lösungen bezüglich einer reibungsloseren Kommunikation, gegenseitiger Akzeptanz und Respekt finden können. Die Haltung der Supervisorin, dass die Kundinnen die Expertinnen ihrer Lösungen sind, bietet Frau Roth und Frau Schwarzer die Gelegenheit, passgenaue Veränderungen in ihrem derzeitigen Kommunikationsmuster zu finden. Der Ressourcenblick ermöglicht nicht nur, die derzeitigen konflikthaften Kommunikationssequenzen in den Fokus zu nehmen, sondern auch die Kompetenzen beider Frauen und deren Veränderungslösung. Diese systemischen Haltungen machen einen kooperativen Beratungsprozess auf Augenhöhe möglich. Nicht die Supervisorin zeigt auf, wie die Kommunikation zwischen beiden besser laufen könnte oder gar was falsch läuft, sondern die Kundinnen werden darin gestärkt, ihre eigenen Änderungen an den Kommunikations- und Verhaltensweisen zu finden und umzusetzen. Als Konsequenz müssen sich die Kundinnen nicht gegen unpassende, wenig hilfreiche Ratschläge wehren. Die Energie wird weniger in die Abwehr von Unpassendem, sondern mehr für den eigenen Suchprozess und die Umsetzung von Veränderung genutzt. Die Kundinnen spüren ihre eigene Kontrolle über Veränderung und Nichtveränderung und fühlen sich damit selbstwirksam und kompetent. Diese Form von Beratung auf Augenhöhe macht Kund*innen zu Kooperationspartner*innen im Beratungsprozess. Die Wahrscheinlichkeit, dass Veränderungen umgesetzt werden, nimmt mit diesen Haltungen von beraterischer/therapeutischer Beziehung deutlich zu. »Die zentrale Aufgabe der Therapie und Beratung wird dann folglich, so intensiv und systematisch als möglich Fokussierungshilfen anzubieten, um diese Potentiale wieder zu suchen (Suchprozesse), zu finden und zu aktivieren und dann so nachhaltig als möglich in die gewünschten Lebenskontexte zu assoziieren« (Schmidt, 2005, S. 67 f.).

Auf den Punkt gebracht

Die Kund*innen, Klient*innen oder Patient*innen profitieren beim hypnosystemischen Ansatz davon, dass ausgeblendete Ressourcen, Bedürfnisse und Perspektiven wieder in den Aufmerksamkeitsfokus genommen und dadurch neue Bewertungen und Lösungsoptionen sichtbar werden. Die systemische Haltung und Form der Beziehungsgestaltung schaffen Kooperation, Veränderungsbereitschaft und Beziehung auf Augenhöhe. Prozesse sind deshalb meist deutlich kürzer als mit anderen Verfahren der Beratung bzw. Therapie.

Die Berater*innen, Therapeut*innen und Supervisor*innen erreichen durch die hypnosystemische Form, dass mehr die Kund*innen an ihren Lösungen und Veränderungen arbeiten. Sie müssen die Kund*innen nicht von irgendwelchen Symptomen wegbringen oder zu bestimmten Lösungen hinbewegen. Stattdessen konzentrieren sie sich auf den Beratungsprozess, der den Kund*innen Raum für Veränderung gibt. Für hypnosystemische Berater*innen bedeutet das, den Rahmen für positive Ergebnisse ihrer Kund*innen zu schaffen, statt (negative) Energie zu katalysieren. Das Kompetenzerleben als Berater*in wird gestärkt. So können die Berater*innen auch mit »schweren«, leidvollen Themen arbeiten – und bleiben länger gesund, kreativ und froh.

Zweites Kapitel: Mit hypnosystemischer Sprache und therapeutischem Erzählen Veränderungsprozesse erleichtern

Jede Veränderung im Leben eines Menschen wird rational und emotional gesteuert. Die meisten Menschen, die ungewollte Veränderungen umsetzen müssen, entwickeln daher emotionale Widerstände gegen diese Veränderung. So wie die Mitarbeiter*innen von Bank A und Bank B:

Zwei Jahre hat es nun gedauert, bis die Bankenfusion endlich abgeschlossen werden konnte. Der neue Vorstand bewertet den Fusionsprozess als erfolgreich. Doch bei genauerem Hinsehen gibt es immer noch zwei Lager, zwei Unternehmenskulturen, zwei Sorten von Mitarbeiter*innen, die unterschiedlich ticken, denken, fühlen. Die Personalentwicklung schlägt flächendeckende Teamentwicklungsprozesse vor, mit deren Hilfe ein gemeinsames »Wir« entstehen soll. Nach dem Umstrukturierungsprozess, dem »Was« des Veränderungsprozesses, soll nun das »Wie«, das Miteinander, im Vordergrund stehen.

Die neu zusammengestellten Teams bestehen immer aus beiden Häusern: Bank A und Bank B. Die Atmosphäre zu Beginn der zwei Teamtage ist freundlich-kühl. In den Pausen stehen diejenigen zusammen, die sich von früher kennen, die neuen Kolleg*innen der jeweils anderen Bank werden gemieden.

Zwei Moderatoren leiten die Teamtage. Sie wissen, dass es jetzt darum geht, die Teilnehmer*innen erst mal emotional »abzuholen«, um dann mit allen gemeinsam ein neues Zusammengehörigkeitsgefühl entstehen zu lassen. Sie wissen, dass ihre Hauptaufgabe darin besteht, Emotionen hervorzurufen und zu steuern. Sie planen, mit Metaphern zu arbeiten, um die Wahrscheinlichkeit eines nachhaltig-konstruktiven Prozesses zu erhöhen.

Natürlich haben die Mitarbeiter*innen rational erfasst, warum Bank A Bank B schlucken muss. Sie haben verstanden, dass sie ihren Arbeitsplatz verlieren, wenn sie nicht mitmachen. Aber emotional wehren sie sich, weil sie die Veränderung nicht selbst initiiert haben. Insofern ist jeder Widerstand in einer ungewollten Veränderungssituation völlig normal. Die Teamentwickler werden die Gruppe also erst mal an diesem emotionalen Punkt abholen und ihnen Verständnis für diesen emotionalen Widerstand entgegenbringen – sie werden sie pacen.

Pacing: Klient*innen abholen

Pace bedeutet Tempo. In der Sprache der Hypnotherapie meint Pacing, im Tempo der Klient*innen mitzugehen und sich ihrem Entwicklungs- beziehungsweise Veränderungstempo anzupassen. Darauf folgt das Leading, also das gezielte Führen der Teilnehmer*innen oder Klient*innen in das Lösungsdenken. Doch dazu später mehr.

Um die Teilnehmer*innen emotional anzusprechen, arbeiten die Moderatoren mit Metaphern und Geschichten. Die Metaphern werden beiläufig eingestreut, um die Wirksamkeit zu erhöhen. Bereits in der Anmoderation bietet einer der Moderatoren den Zuhörer*innen folgendes Bild an:

»Vielleicht geht es dem einen oder anderen von Ihnen wie einem Reisenden, der eigentlich auf dem Weg in die Karibik war und am Südpol gelandet ist, weil der Kapitän plötzlich eine andere Reiseroute eingeschlagen hat. Sie sind verwirrt und fragen sich, wo Sie hier eigentlich gelandet sind und wie Sie am Südpol den Urlaub verbringen sollen, den Sie eigentlich in der Karibik geplant haben.«

Jetzt fühlen sich die meisten vom Moderator verstanden, viele nicken beim Zuhören. Gedanklich sind jetzt alle am Südpol und gespannt und neugierig, wie die Geschichte weitergeht.

Die Moderatoren haben sich bewusst gegen eine sachlich-rationale Beschreibung der Ausgangslage entschieden. Was genau haben sie dabei berücksichtigt? Im folgenden Abschnitt erkläre ich anhand der Funktionsweise unseres Gehirns, wie wir als Zuhörer*innen die bildhaft-assoziative Sprache im Unterschied zu sachlich-rationalen Erklärungen aufnehmen.

Metaphern für Neuausrichtungen nutzen

Unsere Sprache wird, je nachdem, ob sie eher bildhaft/assoziativ oder sachlich/logisch/begrifflich ist, vom Gehirn unterschiedlich aufgenommen und verarbeitet: Die linke Gehirnhälfte arbeitet sprachbegrifflich, die rechte bildhaft. Für die therapeutische Arbeit kommt dem bildhaften Denken eine besondere Bedeutung zu, da Bilder, Metaphern und Symbole emotionale Erfahrungen speichern, die ihre Wurzeln in einer persönlich-biografischen Vergangenheit haben, die uns bewusst oft nicht zur Verfügung stehen.

Der Begriff *Metapher* kommt ursprünglich von den altgriechischen Wörtern *meta* (= jenseits, hinüber) und *pharein* (=tragen). Im übertragenen Sinne meint Metapher, dass Wissen von einem Kontext in einen anderen übertragen wird. Nach Gordon ist eine therapeutische Metapher eine Geschichte oder Anekdote, die einen bestimmten Erlebnisbereich der Patient*innen beschreibt, ohne ihn explizit zu nennen, und eine neue, sinnvollere Perspektive eröffnet (Gordon 1986, zit. nach Revenstorf u. Peter, 2015). Somit setzt eine

Metapher zwei Prozesse in Gang: Sie bewirkt einerseits eine Distanzierung und regt andererseits die Zuhörer*innen zu neuen Assoziationen und Bildern an: »Der gebahnte Bereich im assoziativen Netzwerk scheint sich durch die Ausschmückung des Themas mit Metaphern sprunghaft zu erweitern. Eine lediglich verbale Repräsentation wird durch eine visuelle, akustische, szenische und affektive ergänzt, was zur Aktivierung nicht nur des semantischen, sondern auch des episodischen und eventuell des prozeduralen Gedächtnisses führt« (Revenstorf u. Peter, 2015, S. 232).

Für persönliche Veränderungsprozesse können wir die nicht bewusst verfügbaren Erfahrungen insofern nutzen, als sie uns Hinweise auf Ressourcen geben, die erste Schritte der persönlichen Veränderung positiv begleiten. Gerade die Metapher übernimmt hier eine wichtige Rolle, da sie gleichzeitig Begriff und Bild ist und somit eine Brücke zwischen den beiden Gehirnhälften schlägt und deren spezifische Funktionsweisen integrieren kann. So kann das bereits Erkannte in einem neuen Licht erscheinen. Dazu ein Beispiel:

Wer sich beruflich neu orientieren möchte, kämpft oft mit Zweifeln, ob die Entscheidung, etwas anderes zu machen, auch richtig ist. Als Berater*in/Coach*in könnte man in so einer Situation sagen: »Zu zweifeln ist normal, lassen Sie sich am besten die Konsequenzen der einen und der anderen Entscheidung in Ruhe durch den Kopf gehen und machen Sie sich dazu Stichpunkte.« Oder man findet gemeinsam mit dem*der Klient*in ein Bild, eine Metapher, die ausdrückt, wie der Lösungsweg aussehen kann:

»Meine berufliche Veränderung ist wie ein Weg, der nicht geradlinig wie eine Autobahn verläuft, sondern auf unterschiedlichen Höhen und Tiefen überraschende Wendungen mit sich bringt.«

Wenn wir unsere Klient*innen mit Geschichten und Metaphern bei der Veränderungsarbeit unterstützen wollen, ist es hilfreich, ihre

Sprachbilder zu nutzen. Doch wie findet man als Berater*in die richtige Metapher? Unsere Gesprächspartner*innen geben uns durch die Art und Weise, wie sie ihre Probleme und Ausgangssituationen beschreiben, bereits erste wichtige Hinweise auf Sprachbilder (siehe auch »Schlüsselwörter«/Idiolektik im ersten Kapitel). Diese sehr individuellen Schlüsselwörter unserer Gesprächspartner*innen können wir bereits beim Zuhören auf uns wirken lassen, da sie selbst wiederum eigene Bilder und Assoziationen in uns hervorrufen. Sie sind wie ein Tor in die Erfahrungswelt des Gegenübers und geben uns wichtige Hinweise, wie wir als Berater*in Zugang zu vielleicht verschütteten Ressourcen bekommen. Als zuhörende*r Berater*in höre ich auf zwei Ebenen: auf der sachlich-logisch-rationalen Ebene (also auf der inhaltlichen Ebene, dem »Was« des Erzählten) und gleichzeitig nehme ich die assoziative Bilder- und Symbolwelt meines Gesprächspartners*meiner Gesprächspartnerin wahr. Die Bilder, Metaphern und Assoziationen, die durch die Sprache meines Gegenübers in mir geweckt werden, lasse ich auf mich wirken, ich tauche auf einer ganz anderen Ebene des Zuhörens in die emotionale Erfahrungswelt meines*meiner Klient*in ein. Als Berater*in ist mir bewusst, dass jeder Mensch eine große Schatzkiste an Erfahrungen besitzt, die als Bewältigungsressourcen in Problemsituationen hilfreich sein können und zur Verfügung stehen. Nur: Diese Kiste ist manchmal verschlossen, und einige wissen nicht mehr, wo sie den Schlüssel hingelegt haben. Als Berater*innen begleiten wir den Wiederentdeckungsprozess und bringen die verborgenen Ressourcen wieder ans Licht. Dazu ein Beispiel:

Zu Beginn der ersten Therapiesitzung beschreibt der Klient seine Problemsituation: In seiner Ehe habe er Schiffbruch erlitten, und nun stehe ihm das Wasser bis zum Hals.

Der Klient gibt mit der Art und Weise der Problembeschreibung erste Hinweise auf Metaphern, mit denen weitergearbeitet werden kann. Beim hypnosystemischen Arbeiten könnte man die Schlüsselwörter »Schiffbruch« und »Wasser« nutzen, um im weiteren Verlauf erste Lösungsbilder zu entwerfen.

Im weiteren Verlauf des Therapiegesprächs erwähnt der Therapeut, dass es hilfreich sein könnte, das Ruder im eigenen Leben wieder zu übernehmen und den eigenen Kurs im Leben neu zu bestimmen.

Die Schriftstellerin Gabriele Rico beschreibt, wie Bilder und Metaphern wirken: »Wenn unser begriffliches Denken nicht hergibt, was wir brauchen, um einen Gedanken oder ein Gefühl klar wiederzugeben, behelfen wir uns mit Bildern und erschaffen, in dem wir diese in Worte fassen, Metaphern. Alles, was jenseits der wörtlichen und konventionellen Verwendung von Sprache liegt, erschließt sich erst unter Mitwirkung des bildlichen Denkens. Deshalb erweitert der Gebrauch sprachlicher Metaphern unsere Wahrnehmungs- und Ausdrucksfähigkeit beträchtlich« (Rico, 2004, S. 198).

Am Ende der Therapie traut sich der Klient, neue Bekanntschaften zu machen, um eine neue Partnerin zu finden. Er beschreibt es so: »Noch fische ich im Trüben, aber mein innerer Kompass hilft mir, nicht die Übersicht zu verlieren.«

Beide, Klient und Therapeut, sind metaphorisch gesehen im Element »Wasser« verblieben und nutzen die dortige Bildwelt, um Lösungsansätze greifbarer zu machen. Doch nun zurück zur Teamentwicklung in der Bank.

Das Prinzip Pacing bestimmt zu Beginn des Workshops weiterhin das Vorgehen. Die Moderatoren wollen zunächst das Leid der Mitarbeiter*innen würdigen, indem sie sie bitten, anhand eines Zeitstrahls die vergangenen Wochen und Monate des Fusionsprozesses zu betrachten. In homogenen Gruppen aufgeteilt (nur Bank A oder nur Bank B) werden die Erlebnisse und insbesondere die Gefühle erzählt. Anschließend präsentieren die Gruppen ihre Eindrücke und Geschichten. Die Moderatoren legen besonderen Wert darauf, dass die anderen die Geschichten nicht bewerten oder kommentieren. Allerdings arbeiten sie abschließend die Bewältigungskompetenzen der einzelnen Personen oder auch der Teams heraus. Denn dieser Teil wird in den Geschichten oft übersehen: Inwiefern ist es gelungen, die herausfordernde Situation zu bewältigen?

Leading: Klient*innen führen

Auf das Pacing folgt das Leading: Die Gesprächspartner*innen sollen in eine andere Richtung geführt werden. Wenn bislang ausschließlich Probleme thematisiert wurden, achten hypnosystemisch geschulte Berater*innen nun darauf, dass auch ressourcen- und lösungsorientierte Aspekte benannt werden. Das Beispiel der Teamentwicklung zeigt, worum es geht: Viele Arbeitsgruppenergebnisse betonten das Problematische und Schwierige der Bankenfusion. Die Moderatoren greifen diese schwierigen Aspekte auf (Pacing) und ergänzen in Form von Hypothesen, welche Bewältigungsressourcen sie zwischen den Zeilen herausgehört haben.

Zum ersten Mal haben sich die Mitarbeiter*innen von Bank A und Bank B zugehört. Es ist spürbar, dass sich die Stimmung im Team deutlich entspannt hat. Einige äußern sich und sagen: »Mir war nicht bewusst, wie anstrengend es für euch ist, mit der neuen Software klarzukommen« oder: »Ich verstehe jetzt, dass die Rede unseres neuen Vorstandsvorsitzenden bei der Vollversammlung zum Teil kränkend für euch gewesen sein muss«. Solche Kommentare haben heilende Wirkung. Nun wird es Zeit, den Blick in die gemeinsame Zukunft zu richten. Der Zeitstrahl wird in die Zukunft verlängert. Die Moderatoren stellen folgende Frage: »Mal angenommen, wir könnten in die Zukunft blicken und heute wäre der 15. Juli 20XX. Und weiter angenommen, jede*r von Ihnen hat die Kompetenzen und Ressourcen, die wir gerade eben erarbeitet haben, weiter nutzen können, vielleicht sogar weiter ausgebaut. Stellen Sie sich vor, dass Sie alle einen Rucksack voller Kompetenzen und Ressourcen bei sich tragen, der gut gefüllt ist und sie auf der gemeinsamen Reise begleitet. Der bevorstehende Weg ist spannend, ist neu und vielleicht auch manchmal ungewohnt. Manchmal braucht man auch eine Pause, um neue Energien aufzutanken. Dann helfen Ihnen die Kompetenzen im Rucksack, um neue Kraft zu schöpfen. Und angenommen, Sie alle sagen am Ende, es ist uns gut gelungen, unsere Zusammenarbeit so zu gestalten, dass wir trotz vieler Unterschiede zufrieden sind. Was würden Sie mir dann erzählen, wie Sie konkret gut zusammenarbeiten? Und wie sehen die einzelnen Schritte aus, die Sie gemeinsam gehen, um die Zusammenarbeit zufriedenstellend zu gestalten?« Ein langes Seil wird in die Mitte des Raumes gelegt, das ist der Zeitstrahl in die Zukunft. Die Arbeitsgruppen werden jetzt heterogen gemischt, dieses Mal sind in jeder Arbeitsgruppe Vertreter*innen von Bank A und Bank B. Sie diskutieren, wie sie in Zukunft zusammenarbeiten wollen, Vorschläge werden auf Karten geschrieben. Anschließend stellt jede Arbeitsgruppe ihre Ergebnisse vor. Wieder ergänzen die Moderatoren Kompetenzen und Ressourcen, die den Gruppen wahrscheinlich helfen werden, ihren gemeinsamen Weg zu finden.

Die Moderatoren der Teamentwicklung nutzen das Bild eines Weges auf neuem Gebiet. Die Metapher des Rucksacks verdeutlicht, worauf es ankommt: auf den ressourcenorientierten Blick und die gemeinsamen Absprachen. Die Metapher hilft allen, sich vorerst vom problemorientierten Bild der Vergangenheit zu lösen. Sie hilft, sich weniger auf das Was und mehr auf das Wie des Weges zu konzentrieren. Die Frage »Wie wird es sein?« löst einen inneren Suchprozess auf verschiedenen Ebenen aus. Gefühle werden lebendig. Diese Gefühle unterstützen die innere Auseinandersetzung damit, was die einzelnen Mitarbeiter*innen motiviert, was ihre Bedürfnisse, Interessen und Ziele sind. Diese intrinsisch motivierte Beschäftigung mit der gemeinsamen Teamzukunft ist effektiver als die sachlich-rationale Aufforderung, sich doch bitte für ein neues »Wir« zu engagieren, ohne selbst eine Vorstellung zu haben, wie ein »Wir« eigentlich aussehen soll, in dem auch das eigene »Ich« seinen Platz findet.

Wie das Team den Weg zum »Wir« findet und wie die beiden Moderatoren hypnosystemisch vorgehen, um diesen Findungsprozess zu unterstützen, werde ich später erzählen. Vorher möchte ich Grundlegendes zum therapeutischen Erzählen und vom Nutzen des hypnosystemischen narrativen Vorgehens in unterschiedlichen Beratungsprozessen erläutern.

Geschichten als Ressourcenquellen für die persönliche Weiterentwicklung nutzen

Die Geschichte der Menschheit besteht aus vielen Geschichten. Sie übernehmen zahlreiche Funktionen: Sie helfen, Krisen zu überwinden, geben weise Ratschläge und unterstützen beim Einschlafen. In vielen Kulturen sind Geschichtenerzähler*innen auch gleichzeitig Therapeut*innen oder Seelsorger*innen. Da erscheint es naheliegend, das Erzählen und die Sprache auch in Beratung, Coaching und Therapie als Mittel zum Heilen zu nutzen, vor allem deshalb, weil Geschichten anders als Ratschläge erst Bilder und damit verbunden Emotionen bei den Zuhörer*innen auslösen. Diese sehr individuell und einzigartig geprägten Bilder, Assoziationen und Emotionen führen in die Schatzkammer der individuellen Erinnerungen.

Eine passende Geschichte wirkt daher wie ein »bildgebendes Verfahren«: Sie weckt Bilder und Assoziationen, die unserem emotionalen Erfahrungswissen entspringen. Und der Einsatz einer bildhaften Sprache bewirkt auf eine ähnliche Art und Weise, dass Areale unseres Gehirns aktiviert werden, die ergänzend zu kognitiven Verarbeitungsprozessen (Erkenntnis) einen Veränderungs- oder Motivationsprozess kraftvoll unterstützen.

Milton Erickson hat diesen Prozess »Seeding« genannt. Der systemisch-lösungsorientierte Beratungsansatz spricht von »Lösungssuchprozessen«, die angestoßen werden, wenn Geschichten ihre assoziative Wirkung zeigen. Das heißt, es geht weniger darum, mit einer Geschichte einen konkreten Lösungsvorschlag zu machen, sondern einen vielleicht noch winzigen Keimling von Veränderung zum Wachsen und Gedeihen zu bringen. Wobei es den Klient*innen obliegt zu entscheiden, welche Pflanze da wachsen soll, und die Berater*innen lediglich den Wachstumsprozess unterstützen, nicht aber mitentscheiden, welche Pflanze wachsen soll.

Was passiert da genau beim Zuhören? Die Zuhörer*innen erkennen sich einerseits in der Geschichte wieder, vielleicht identifizieren sie sich auch mit der Hauptperson oder mit dem Geschehen und beobachten gleichzeitig die Handlung aus einer anderen Perspektive. Dadurch entsteht eine gewisse Distanz zum Problem. Man sieht sich selbst (weil man ja identifiziert ist) und beobachtet gleichzeitig das Problem aus einer anderen Perspektive (weil die handelnden Personen ja andere sind, nicht ich selbst bin Teil der Geschichte; siehe Abbildung 4).

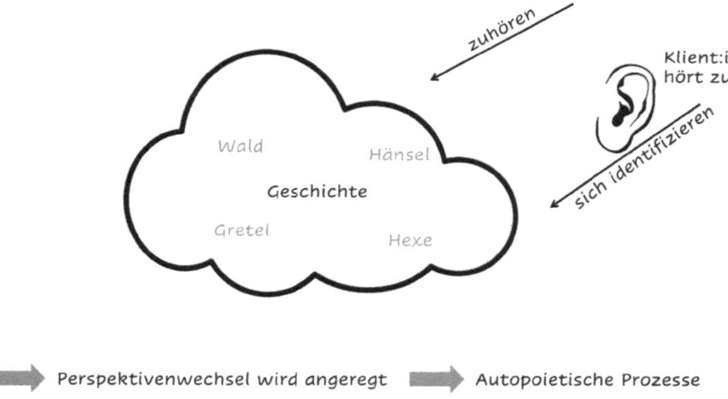

Abbildung 4: Hypnosystemischer Effekt beim Zuhören

Dieser Perspektivenwechsel dient in vielen hypnosystemischen Techniken als Kernelement therapeutischer Interventionen. Im nächsten Abschnitt sehen wir uns an, wie eine Geschichte in der Beratung ziel- und lösungsorientiert eingesetzt werden kann.

Therapeutisches Erzählen in der Praxis: Wie aus dem depressiven Aschenputtel die selbstbewusste Königin wird

Heute ist Sarahs erste Therapiestunde. Ihre Ärztin hat bei ihr eine Depression diagnostiziert und die Überweisung zur Psychotherapie empfohlen. Eigentlich geht es ihr schon seit zwanzig Jahren schlecht, schon seit ihrer Pubertät. Doch jetzt, wo ihr Freund sich von ihr getrennt hat, geht es ihr noch schlechter. Sie glaubt, in der Beziehung versagt zu haben. Erinnerungen an ihre Kindheit kommen hoch, sie hat sich schon immer schuldig gefühlt, weil sie es ihrer Mutter, die ebenfalls depressiv war/ist, nie recht machen konnte. Vor ihrem Vater hatte sie immer Angst. Er erschien ihr unnahbar, war beruflich stark eingespannt und hatte nie Zeit, sich um seine beiden Kinder zu kümmern.

Heute möchte die Therapeutin die Therapieziele mit Sarah besprechen. Sarah berichtet zunächst, was sie stört (problemorientierte Sichtweise):

Sie fühlt sich schuldig. Dieses diffuse Gefühl kann sie nicht an konkreten Ereignissen festmachen, es begleitet sie in vielen Situationen und Beziehungen. Die Schuldgefühle scheinen die Ursache zu sein, warum sie häufig befürchtet, alles falsch zu machen. Sarah beklagt, dass sie sich oft in negativen Gedankenkreisläufen verliert, momentan kreisen ihre Gedanken um die Trennung von ihrem Freund (z. B. »Er trennt sich von mir, weil ich alles falsch gemacht habe, und deswegen werde ich auch nie wieder jemanden finden, der mich mag«). Außerdem denkt sie zu viel und zu häufig daran, was andere (Schlechtes) von ihr denken könnten: Nachbar*innen, Kolleg*innen, Vorgesetzte, Bekannte.

Die Therapeutin erarbeitet auf der Grundlage dieser Problembeschreibungen folgende Zielsetzungen:

- Sarah möchte selbstbewusster werden, vor allem in ihrem Job, aber auch, wenn sie auf Partys geht oder neue Leute kennenlernt.
- Sie möchte in Beziehungen lernen, mehr auf ihre eigenen Bedürfnisse zu achten.
- Sie möchte ihr Augenmerk generell mehr auf das Positive in ihrem Leben lenken.
- Sie möchte Ängste abbauen, die sie daran hindern, mehr auszuprobieren.
- Wenn sie mehr Mut in ihrem Leben entwickelt, wird sie weniger darüber nachdenken, was andere über sie denken, wenn sie Neues wagt oder sich außergewöhnlich verhält.

Depressive Aspekte manifestieren sich häufig in bestimmten sprachlichen Äußerungen und Mustern. Da sind zum Beispiel Truismen: Aussagen, die wahr erscheinen, obwohl sie lediglich eine bestimmte Weltsicht beziehungsweise einen Glaubens- und Leitsatz repräsentieren. »Es ist doch alles sinnlos, am Ende bleibt nichts« etwa ist ein Satz, der eine typisch depressive Grundhaltung widerspiegelt.

Weitere Aussagen, die allgemeingültig und absolut erscheinen, wirken aussichtslos. Sie blockieren auch die Zuhörer*innen, man weiß nicht, was man darauf sagen soll. Oft versucht man, dagegen zu argumentieren (»aber das stimmt doch gar nicht …«), und merkt gleichzeitig, dass man das Gegenüber gar nicht erreicht.

Auf der sachlich-rationalen Ebene kommen wir im Gespräch nicht weiter. Besser ist es, auf die assoziativ-bildhafte Ebene zu wechseln, um herauszufinden, in welcher inneren Schatzkiste die Klient*innen die Kompetenzen und Ressourcen versteckt haben, die sie jetzt dringend brauchen, um nach individuellen Lösungen für die scheinbar aussichtslose Situation zu suchen.

An dieser Stelle möchte ich betonen, dass therapeutisches Erzählen lediglich eine wichtige und sinnvolle Unterstützung auf dem Weg der persönlichen Veränderung sein kann. Eine Geschichte zu erzählen, die im therapeutischen Prozess einen wichtigen Punkt trifft und daraufhin entscheidende Veränderungsimpulse setzt, ist möglich, aber nicht die Regel.

Der*die Therapeut*in (und ebenso der*die Coach*in oder Supervisor*in) kann beim (Er-)Finden einer guten, unterstützenden Geschichte nach folgendem inneren roten Faden vorgehen:

1. *Pacing:* Zu Beginn greift man die Ausgangssituation beziehungsweise das zentrale therapeutische Thema des*der Klient*in auf. Der Fokus liegt nicht auf dem Was, also den äußeren Rahmenbedingungen oder weiteren Merkmalen der handelnden Personen, sondern auf dem Wie, den zentralen Dynamiken der Beziehungen, den inneren Glaubens- und Leitsätzen der Personen etc. Im Beispiel von Sarah wären das ein geringes Selbstwertgefühl, dysfunktionale Beziehungen sowie latente Schuldgefühle vor dem Hintergrund, es allen recht machen zu wollen. Das Märchen vom Aschenputtel könnte viele Aspekte dieser Problemlage aufgreifen. In der Therapie wird das Märchen dann zunächst so erzählt, dass der*die Klient*in sich mit den Problemen der Hauptfigur des Märchens, hier Aschenputtel, identifiziert.
2. *Wendepunkt:* Der Wendepunkt der Geschichte, in diesem Fall des Märchens vom Aschenputtel, sollte so erzählt werden, dass die Bewältigungsressourcen der Heldin klar zum Ausdruck kommen, ohne dass sie direkt (auf der sachlich-rationalen Ebene) benannt werden.
3. *Leading:* Das Märchen zeigt Lösungsansätze auf, die auf der inhaltlichen Ebene nicht übernommen werden müssen (es ist nicht nötig, dass man einen Prinzen heiratet, um wieder gesund zu werden), aber stellvertretend für andere mögliche Lösungsansätze stehen. Der Lösungsansatz im Märchen gibt lediglich einen starken Impuls, der gemäß der systemischen Idee der Autopoiese

individuell umgesetzt werden kann (wie, wissen wir nicht, müssen wir auch in der Therapie nicht besprechen, da dieser Impuls unbewusst umgesetzt wird).

In der folgenden Beispielgeschichte sehen Sie, wie Aschenputtel lernt, ihren eigenen Weg zu finden.

Einem reichen Manne wurde seine Frau krank. Als ihr Ende kam, rief sie ihre einzige Tochter und sprach: »Liebes Kind, bleib dir selbst treu und glaube an dich. Ich bin im Herzen und in Gedanken immer bei dir und werde dir auch nach meinem Tod beistehen, wenn du an mich denkst.«

► Implizite Botschaft: Auch im Leid an sich selbst glauben. Leid thematisieren = Pacing. An sich selbst glauben = Leading.

Jeden Tag ging das Mädchen ans Grab der Mutter und trauerte.

► Implizite Botschaft: Nimm dir Zeit, deine echten Gefühle zu zeigen. Pacing und Leading.

Bald darauf nahm sich der Vater eine neue Frau, die zwei Töchter mit in die Ehe brachte. Alle drei, die Stiefmutter und die beiden Töchter, hatten ein kaltes Herz und quälten Aschenputtel. Sie musste die Drecksarbeit im Haus erledigen und wurde von morgens bis abends beschimpft. Der Vater war zu schwach, um seine leibliche Tochter zu schützen, und so litt Aschenputtel Tag ein und Tag aus.

► Problemthema: Abwertung und Leid, dysfunktionale Beziehungen. Pacing.

Am Grab der Mutter konnte sie sich ausweinen und Trost finden.

► Implizite Botschaft: Jeder braucht Zeit und Raum für die eigenen Gefühle. Pacing und Leading.

Doch wenn sie wieder im Haus war, konnte sie tun, was sie wollte: Es war nie recht, und an allem Unglück und Pech gaben ihr die Stiefschwestern und die Stiefmutter die Schuld. Eines Tages musste der Vater verreisen und fragte alle drei Töchter, was er ihnen Schönes mitbringen sollte. Die beiden Stiefschwestern wünschten sich schöne Kleider, Perlen und Schmuck. Nur Aschenputtel sprach: »Bring mir den ersten Zweig mit, der dir auf der Heimreise an den Hut stößt.«

► Thema: Ressourcenorientierung: Aus dem Zweig entwickelt sich ein Baum - Symbol des Wachstums und der Weiterentwicklung anstelle der Orientierung an Äußerlichkeiten. Leading.

Während sich die Schwestern an all den teuren Kleidern und dem Schmuck ergötzten, nahm Aschenputtel den Zweig des Vaters und pflanzte ihn auf das Grab der Mutter. Weil sie vor lauter Trauer so viel weinen musste, wuchs ein starker Baum daraus. Bald darauf kam ein weißes Vöglein, setzte sich auf den Baum und versprach, Aschenputtel jeden Wunsch zu erfüllen.

► Symbol: Wünsche werden erfüllt - Orientierung an eigenen Bedürfnissen (= Wünschen). Leading.

Eines Tages wurde ein großer Ball zu Ehren des Prinzen geplant. Alle Jungfrauen des Landes waren geladen, damit sich der Prinz unter ihnen eine Frau aussuchen konnte. Auch die Stiefschwestern bereiteten sich auf den Ball vor und befahlen Aschenputtel, sie herzurichten. Da bat Aschenputtel die Stiefschwestern, ebenfalls zum Ball gehen zu dürfen.

► Orientierung an eigenen Bedürfnissen und erste Hinweise der Lösungsorientierung: Auch wenn es dir schlecht geht, äußere deine Bedürfnisse. Leading.

Doch die beiden verspotteten sie nur: »Was, so wie du aussiehst, willst du zum Ball gehen? Alle werden dich auslachen. Und wir müssten uns deiner schämen.«

► Problemthema: Abwertung, geringes Selbstbewusstsein. Pacing.

Da ging die junge, verzweifelte Frau zum Grab der Mutter und wünschte sich ein schönes Kleid.

► Orientierung an eigenen Bedürfnissen und Wünschen. Leading.

Als sie den Ballsaal betrat, war sie nicht wiederzuerkennen, auch die Stiefschwestern erkannten sie nicht. Der junge Prinz hatte nur Augen für sie, und als der Ball zu Ende war, wollte er sie noch begleiten. Doch Aschenputtel fürchtete sich vor den Beschuldigungen der Stiefmutter und eilte unerkannt davon.

► Ambivalenz: Aschenputtel und schöne junge Frau, die Ambivalenz kann noch nicht integriert werden, wird aber schon gelebt.

Als die beiden Schwestern und die Stiefmutter wieder nach Hause kamen und von der unbekannten Schönen sprachen, lag Aschenputtel schon wieder auf der Erde vor dem Ofen und tat, als ob sie schliefe. Als das Fest am nächsten Tag fortgesetzt wurde, ging auch Aschenputtel wieder als schön gekleidete junge Frau zum Ball und tanzte mit dem Prinzen die ganze Nacht. Doch als er sie nach Hause bringen wollte, um endlich zu erfahren, wer sie war, entwischte sie ihm wieder. Am dritten Tag des Festes erfand der Prinz eine List und ließ die Treppe mit Pech einschmieren. Und als Aschenputtel wieder unerkannt entfliehen wollte, blieb ihr ein Schuh am Pech auf der Treppe kleben. Daraufhin ließ der Prinz alle Mädchen, die beim Fest getanzt und gefeiert hatten, auf sein Schloss bringen. Doch keiner passte der zurückgelassene Schuh. Der Prinz ließ nicht locker und fragte Aschenputtels Vater, ob er wirklich all seine Töchter aufs Schloss mitgebracht hatte.

► Symbol der funktionalen Beziehung: Der Prinz will die Frau finden, die er liebt, auch er orientiert sich an seinen Bedürfnissen und lässt sich nicht von Oberflächlichkeiten ablenken. Leading.

»Da ist nur noch Aschenputtel zu Hause im Schmutz beim Ofen, aber es ist unmöglich, dass sie es gewesen sein kann, die mit dir getanzt hat«, sagte der Vater. Der Prinz ließ sich nicht beirren und lief mit dem goldenen Schuh zu Aschenputtel. Sie erkannten einander und feierten ein großes Hochzeitsfest und lebten bis an ihr Lebensende in Glück und Zufriedenheit.

► Aschenputtel selbst hat nicht von allein aus ihrer Ambivalenz herausgefunden, aber gemeinsam mit dem Prinzen ist es möglich, das Problem zu lösen. Botschaft: Vertraue auf eine gute Beziehung, vertraue auf deine gute Intuition, funktionale Beziehungen führen zu können, auch wenn du schlechte, dysfunktionale erlebt hast.

Sarah hat zu Beginn der Therapie gelernt, sich um sich selbst zu kümmern, ihre Bedürfnisse wahrzunehmen, ihre Gefühle deutlicher zu spüren. Da war eine große Traurigkeit, weil sie sich nie auf sich selbst konzentrieren durfte/konnte, sondern stark damit beschäftigt war, was die anderen von ihr dachten. Oder sie war mit ihren Schuldgefühlen beschäftigt und durch die Angst, was andere von ihr denken könnten (in ihrer Wahrnehmung war das eher etwas Schlechtes), abgelenkt von dem, was sie selbst fühlte. Aschenputtel wurde ebenfalls abgewertet, doch die Geschichte zeigte ihr, wie wichtig es ist, trotzdem zu den eigenen Gefühlen zu stehen und das zu tun, was einem selbst wichtig ist. Als Sarah nach einiger Zeit erste neue Kontakte zu Männern und Frauen knüpft, stehen Reflexionen über ihre Gefühle und selbstabwertenden Gedanken im Mittelpunkt der Therapie. Sie lernt Schritt für Schritt, sich mehr an ihren eigenen Gefühlen und Bedürfnissen zu orientieren als an den Bedürfnissen ihrer Interaktionspartner*innen. So gelingt es ihr ganz allmählich, Beziehungen und Freundschaften anders zu gestalten. Mithilfe selbststärkender Übungen und Autosuggestionen kann sie auch in Konfliktsituationen mehr bei ihren Gefühlen und Meinungen bleiben, als sich zu schnell auf die Gefühlswelt des Gegenübers einzuschwingen. So gelingt es Sarah am Ende, neue Freundschaften zu finden, die unterstützender und stabiler sind, und sie traut sich, eine neue Beziehung einzugehen, in der sie selbst mit ihren Bedürfnissen und Interessen stärker im Mittelpunkt steht.

Übrigens, ich erzähle die Märchen immer anders, als sie in den Büchern stehen. Ich versuche, die Schlüsselwörter und Problembeschreibungen der Klient*innen so zu formulieren, dass sie passend erscheinen und angenommen werden können. Trotzdem bleibt eine Geschichte zu erzählen immer eine hypothetische Intervention. Die Anschlussfähigkeit wird immer auf der Klient*innenseite entschieden. Erscheint die Geschichte nicht passend, suche ich eine neue.

Das hypnosystemische Narrativ in der Teamentwicklung einsetzen

Max Frisch hat einmal gesagt: »Jeder Mensch erfindet sich früher oder später eine Geschichte, die er für sein Leben hält, oder eine ganze Reihe von Geschichten« (Frisch, 1964/1991, S. 49). Der narrative Ansatz der systemischen Therapie hat diese Idee, dass wir unser Selbst durch Geschichten konstruieren, aufrechterhalten und verändern, schon frühzeitig aufgegriffen (Gergen u. Gergen, 2009). Die Biografie eines Menschen wird als Narrativ gesehen, die neu erzählt, neu gedeutet und verändert werden kann (Gergen u. Gergen, 2009). Somit bestimmen Geschichten, wie Menschen wahrnehmen, denken, fühlen und sich verhalten. Der finnische Psychiater Ben Furman hat mit seinem Buchtitel »Es ist nie zu spät, eine glückliche Kindheit zu haben« (Furman, 1999) auf den Punkt gebracht, dass Menschen wichtige Veränderungsprozesse dadurch einleiten, dass sie ihre eigene Lebensgeschichte anders erzählen. Auch Teams erzählen sich Geschichten, die Veränderungen begleiten oder auch manchmal verhindern. Oft werden sie informell in den Teeküchen ausgetauscht. Ein Narrativ kann aber auch gezielt in der hypnosystemischen Team- oder Organisationsberatung eingesetzt werden. Daher kommen wir zum Abschluss dieses Kapitels noch einmal auf das Teambeispiel und die Frage »Wie kann eine Geschichte die Weiterentwicklung eines Teams unterstützen?« zurück. Im ersten Teil der Teamentwicklung haben Metaphern geholfen, die gemeinsame Vergangenheit ressourcenorientiert aufzugreifen. Diese Arbeitsphase war vom Pacing geprägt. Der Blick in die gemeinsame Zukunft steht unter der Überschrift »Leading«. Das Team bekommt die Aufgabe, eine gemeinsame Geschichte zu erfinden, die das Wirgefühl neu entstehen lässt. Die Teamentwicklung dient als Erfahrungsraum, als Impulsgeber, der später im Arbeitsalltag fortgesetzt werden soll.

Die beiden Moderatoren teilen die Gruppe in Kleingruppen à vier Personen auf (heterogen). Jede Gruppe bekommt die Aufgabe, eine Geschichte zu erfinden. Diese Geschichte soll assoziativ entwickelt werden. Das kann eine Abenteuerreise auf einem Schiff in die Karibik sein, ein Fußballspiel in der Champions League, ein Märchen etc. Folgende Frage lenkt das Team auf Kompetenzen und Ressourcen: »Angenommen, wir könnten in die Zukunft schauen und wären drei Jahre weiter. Anlässlich eines Teamtreffens kommen wir hier wieder zusammen, und Sie berichten, dass sich die Zusammenarbeit gut entwickelt hat. Welche Geschichte, Fabel, Anekdote oder welches Märchen bringt die wichtigsten Aspekte der Zusammenarbeit auf den Punkt? Was wird dann das Charakteristikum dieses gut zusammenarbeitenden Teams sein?« Jede Gruppe hat eine Stunde Zeit, anschließend werden alle Geschichten erzählt, und das Team entscheidet sich entweder für eine Geschichte oder setzt Teile aller Geschichten zu einer gemeinsamen zusammen.

Mein Tipp: Achten Sie darauf, dass die Geschichten nicht aus der sachlich-rationalen Perspektive erfunden werden. Die reale Aufgaben- und Rollenverteilung muss nicht Bestandteil der Geschichte sein.

Geschichten erzählen ist wie Witze erzählen: Manchmal kann man nicht lachen oder die Geschichte »funkt« einfach nicht. Eine Geschichte, eine Metapher, ein Witz etc. funktioniert immer interaktiv. Wenn der*die Empfänger*in nicht lachen kann, heißt das nicht, dass der Witz schlecht war. Er hat einfach nicht gepasst. Als Therapeut*innen, Coach*innen, Berater*innen können wir zwar Angebote machen, jedoch ist nicht gewährleistet, ob die Geschichte bei dem*der Zuhörer*in anschlussfähig ist. Es gibt keine perfekten Geschichten mit Wirkgarantie, sondern es gibt nur passende Geschichten. Über die Passung entscheidet immer der*die Zuhörer*in. Lassen Sie sich beim Zuhören von eigenen Bildern und Assoziationen inspirieren, um diese Passung herzustellen. In guten Momenten entstehen gute Inspirationen, weil sowohl Sender*in als auch Empfänger*in sich öffnen. Im Sinne einer geteilten Verantwortung liegt die Verantwortung für den Beratungsprozess bei dem*der Therapeut*in, Berater*in, Coach*in und die Umsetzungsverantwortung bei den Klient*innen.

Auf den Punkt gebracht

Erzählungen, Geschichten und Metaphern können in der Beratung und Therapie genutzt werden, um emotionale Veränderungsprozesse für Einzelpersonen und Teams zu unterstützen. Sie aktivieren bildhafte, assoziative Prozesse im Gehirn und sind an emotionale Erfahrungen gekoppelt, die im Rahmen einer gezielten Ressourcenaktivierung emotional anspruchsvolle und komplexe Veränderungsprozesse unterstützen können. So gelingt es Berater*innen und Therapeut*innen, Prozesse für Einzelpersonen und Teams schneller zu steuern und sogenannte Widerstände besser zu nutzen und lösungsorientiert zu integrieren. Klient*innen und Teams erleben ihren Veränderungsprozess als leichter, angenehmer und nachvollziehbarer, da sie sich im Sinne von Pacing und Leading stärker in ihrer eigenen Erfahrungswelt berücksichtigt sehen. Das motiviert die Veränderungsmotivation und erhöht die Umsetzungswahrscheinlichkeit.

Drittes Kapitel: Mit Motivation und Embodiment kraftvoll ans Ziel gelangen

Motivation ist essenziell für Beratung und Therapie. Ohne sie wird es kaum Veränderung geben. Daher ist es bedeutsam zu ergründen, was Menschen bewegen könnte, ihren momentanen unerwünschten Zustand tatsächlich zu verändern. Motivation lässt sich mit hilfreich formulierten Glaubenssätzen auf der sprachlichen Ebene fördern oder mit Mottosätzen, die auch somatische Marker einbeziehen. Zudem kann es sehr nützlich sein, den Körper als Wissenspool für unbefriedigte Bedürfnisse zu betrachten und Veränderungen der Körperhaltung beziehungsweise Atmung einzubeziehen (siehe erstes Kapitel).

Was sind somatische Marker?

Als somatische Marker werden Muster von Körperempfindungen bezeichnet, die in bestimmten Situationen immer wieder kompetentes Feedback über Stimmigkeit oder Unstimmigkeit geben können. Therapeut*innen erforschen diese mit den Patient*innen. Durch diesen Prozess der Bewusstwerdung bestimmter somatischer Empfindungen kann der*die Patient*in diese als Signale für gewünschtes oder unerwünschtes Erleben gezielt nutzen. Für Gerald Hüther sind sie »die Signale für Vermeidungs- oder Annäherungsverhalten« (Storch, Cantieni, Hüther u. Tschacher, 2017, S. 86).

Beginnen wir mit einem kleinen Experiment, sodass Sie zunächst die Gelegenheit haben, selbst zu erleben, was Sie persönlich motiviert und wie sich diese Motivation bei Ihnen auf Veränderungswünsche auswirkt. Bitte notieren Sie für sich die Antworten auf die folgenden Fragen. Möglicherweise erkennen Sie viele Ihrer Ideen im Nachfolgenden wieder.

Stellen Sie sich so konkret wie möglich eine Veränderung vor, die Ihnen gelungen ist.
- *Was hat Ihnen in der Umsetzung geholfen?*
- *Wie ging es Ihnen während des Veränderungsprozesses (Gedanken, Gefühle, körperliche Impulse, innere Bilder)?*
- *Was haben Sie nach Erreichen Ihres Zieles erlebt (Gedanken, Gefühle, körperliche Impulse, innere Bilder)?*
- *Was hat Ihre Motivation für diese Veränderung gestärkt, was eher geschwächt?*

Motivation: Veränderungsenergie optimal nutzen

Motivation, so wie wir sie verstehen, ist die Kraft, die unseren Willen und damit unser Handeln antreibt (lat. *movere:* bewegen, antreiben). Jegliche Veränderung, z. B. mehr Sport zu treiben, mit dem Rauchen aufzuhören, weniger Schokolade zu essen, sich nicht mehr über Partner*innen/Kolleg*innen zu ärgern, ist oft sehr schwer umzusetzen. Der Vorsatz, etwas zu ändern, schläft nicht selten nach ein paar Versuchen und mit einiger Frustration und Ausreden wieder ein. Hirnphysiologisch kann man das auch nachvollziehen: Alte Gewohnheiten, die früher vielleicht einmal als Strategien sinnvoll waren, haben im Gehirn neuronale Muster gebildet. Um nun neue Muster mit anderen Gefühls-, Verhaltens-, Gedanken- und Körpermustern zu verankern, benötigt der Mensch meist nicht nur rational gesetzte Ziele, mögen sie noch so logisch und sinnvoll erscheinen. Für tatsächlich stattfindende Veränderung müssen alle Ebenen einbezogen werden: Verstand, Gefühle, Sinnhaftigkeit und das Körperwissen auf der unwillkürlichen Ebene.

Neben extrinsischen »Antreibern«, zu denen eine Gehaltszulage, ein Lob oder das Umgehen von Kritik zählen, werden wir viel effektiver und nachhaltiger von unserer intrinsischen Motivation bewegt, z. B. durch eine sinnerfüllende Arbeit oder die Zuneigung zu einem Menschen, dem wir einen Gefallen tun.
Maja Storch spricht von Zielkonflikten zwischen expliziten Zielen, Absichten und dem Willen, die dem Rationalen zugänglich sind, sowie den impliziten Motiven, Bedürfnissen und Werten, die eher verborgen sind (siehe Abbildung 5). Diese können in der therapeutischen Arbeit herausgearbeitet werden. Es gilt, die Schnittmenge zwischen impliziten und expliziten Zielen immer wieder in Balance zu bringen. Entscheidungen über Prioritäten und Wertigkeiten können immer wieder neu getroffen werden (Storch, 2009).

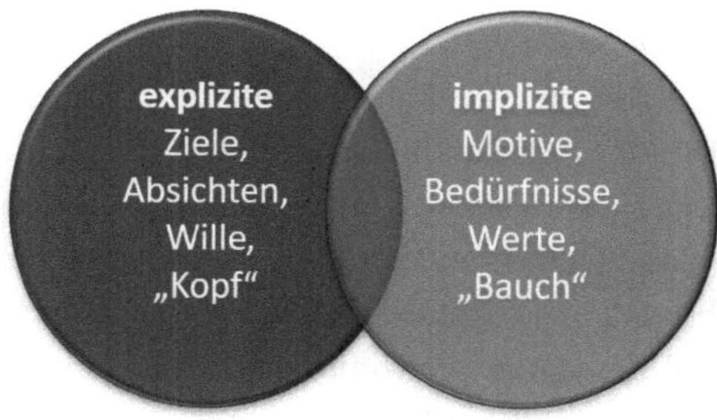

Abbildung 5: Explizite und implizite Ziele

Motivation ist nach Joachim Bauer (2015) eng mit der *Selbststeuerung* verbunden. Sie setzt sich zusammen aus:

1. *Selbstkontrolle:* Top-down-Kontrolle wird durch den präfrontalen Cortex geleistet. Als Ort des freien Willens und der Möglichkeit der Informationsverarbeitung versetzt dieser Bereich des Gehirns den Menschen in die Lage, Aufmerksamkeit bewusst zu

fokussieren und Ablenkungen auszublenden. Außerdem können wir mithilfe des präfrontalen Cortex Vorstellungen von anderen Menschen entwickeln. Dazu gehört auch, die Perspektive eines anderen einnehmen zu können. Bauer betrachtet die Fähigkeit zur Perspektivübernahme als eine unverzichtbare Voraussetzung guter Selbststeuerung, da Selbstkontrolle in Form von Askese um ihrer selbst willen nicht sinnstiftend ist und nicht zu einer dauerhaft erfolgreichen Veränderung führt.

2. Angemessene *Berücksichtigung der Bedürfnisse* aus dem Belohnungs-, Angst- und Stresssystem: Unsere Bedürfnisse melden sich oft spontan und laufen überwiegend unwillkürlich ab. Dieses System hilft uns wahrzunehmen, was wir mögen, was uns guttut, was uns schmeckt, was sich gut anfühlt oder was gefährlich ist. Dabei kann es sich um Bedürfnisse aus unserer Kindheit oder unserem heutigen Leben handeln, die damals oder heute nicht angemessen beantwortet wurden bzw. werden.

Zur *Selbststeuerung* in einem größtenteils kooperativen Verhältnis zwischen der unbewussten und bewussten Ebene gehört die erlernbare Erforschung der inneren Realität, der unbewusst ablaufenden Muster, um diese der Vernunft zugänglich machen zu können. Nachhaltige Selbstveränderungsprozesse, die wir aufgrund von Selbstreflexion und der daraus gewonnenen Einsichten auf den Weg bringen wollen, gelingen allerdings nur in Beziehung mit anderen Menschen. Wichtige Entscheidungen finden in einem längeren Abwägungsprozess statt. Sie sind umso tragfähiger für den*die Entscheidungsfinder*in, je mehr diese*r es schafft, bewusste und unbewusste Motivationen und Bedürfnisse einfließen zu lassen, um dann bewusst eine Entscheidung zu treffen.

Bauer vergleicht diese Beziehung zwischen Gehirn und Bewusstsein (Geist) mit Klavier und Musik: Ohne Klavier (Gehirn) kann es keine Musik (Bewusstsein) geben, aber was darauf gespielt wird (Inhalt), wird nicht vom Klavier bestimmt (Bauer, 2015, S. 26).

Wille und Motivation: attraktive Ziele und Glaubenssätze erarbeiten

> *Motivation = Attraktivität des Ziels + Glaube an die Wirksamkeit des eigenen Handelns + Erfolg*

Ziele geben eine Richtung für die Aufmerksamkeitsfokussierung im Beratungsprozess. Sie reduzieren die Komplexität und können uns handlungsfähiger machen. Statt nach Ursachen oder Gründen von Problemen und Symptomen zu suchen, orientieren Ziele das gemeinsame Handeln von Berater*in und Kund*in auf eine gewünschte Zukunft hin. Ziele können somit als Attraktoren wirken, die Motivation, Engagement, Ausdauer und Selbstbewusstsein stärken. Der Veränderungsprozess und die damit verbundenen Erfolge lassen sich konkret beschreiben und deren Erreichen wird messbar. Da Zielformulierungen sich eher auf kleine Ziele oder Schritte beziehen, erleben die Kund*innen dadurch die Wirksamkeit ihres Veränderungshandelns (siehe »Ziel- und Auftragsklärung« im ersten Kapitel). In der hypnosystemischen Arbeit finden zur Steigerung von Veränderungsmotivation weiterführende Methoden Anwendung, wie die Arbeit mit Glaubenssätzen und die Entwicklung von Mottosätzen.

Bremsende Glaubenssätze verändern

Ein Glaubenssatz ist der sprachliche Ausdruck von wiederholten Erfahrungen, die im Verlauf des Lebens zu Lebensgeschichten werden. Sie bilden Erlebensmuster und werden für wahr gehalten, beispielsweise *»Ich bin es nicht wert«* (als innerpsychisches Muster), *»Rauchen in meiner Clique ist cool«* (als soziales Muster) oder *»Wenn ich fleißig war, gönne ich mir Schokolade«* (als erlerntes Belohnungs- und Kompensationsmuster emotionaler Bedürfnisse). Ähnlich wie im Märchen »Wie Aschenputtel lernt, ihren eigenen Weg zu finden« im zweiten Kapitel können Glaubenssätze bedeutsame Botschaften senden.

Glaubenssätze können eine positive Wirkung erzielen, indem sie unterstützende Gedanken und Gefühle beinhalten, die nützlich für Veränderungserfahrungen sind. Doch wer kennt nicht auch bremsende Glaubenssätze wie: *»Ich kann das nicht«, »Ich bin zu jung beziehungsweise zu alt«, »Ich habe noch nicht genügend gelernt«, »Ich muss sehr gut sein, damit mich die anderen mögen oder anerkennen«, »Ich bin es nicht wert, auf mich selbst zu achten«, »Ich muss es allen anderen recht machen«, »Ich muss mir besonders sicher sein, um mir etwas zuzutrauen«, »Ich muss perfekt sein«, »Ich muss in jeder Situation stark sein und darf keine Schwäche zeigen«, »Meine körperlichen Beeinträchtigungen hindern mich an …«* usw.

Glaubenssätze mit negativer Wirkung auf Veränderungsmotivation können Gefühle wie Hoffnungs-, Hilf-, Wert-, Bedeutungs- oder Sinnlosigkeit auslösen. In Beratungsprozessen aufgespürt, sollten sie so verändert werden, dass sie ihre hindernde Kraft und Bedeutung verlieren. Virginia Satir hat in ihrer wachstumsorientierten Familientherapie mit der Regeltransformation eine Möglichkeit dafür entwickelt, indem sie mit ihren Klient*innen sprachliche Umformulierungen erarbeitete (Moskau u. Müller, 1992, S. 101 ff.). Diese Regeltransformation können Sie in der folgenden Übung gern wieder erst einmal für sich und später für Ihre Kund*innen verwenden.

Was sind Ihre negativen Glaubenssätze?
Greifen Sie einen davon heraus, den Sie verändern möchten, und entwickeln Sie anhand des folgenden Beispiels eine Formulierung, die für eine Ihrer nächsten Herausforderungen glaubhaft, stärkend und hilfreich ist. Schreiben Sie diesen Glaubenssatz anschließend auf und finden Sie einen Platz, an dem Sie ihn regelmäßig wahrnehmen.
Beispiel: Zunächst wird die Regel hinter dem Satz »Ich muss immer stark sein« gesucht, z. B. »Ich darf nie Schwäche zeigen«. Welche

Gefühle und Körperempfindungen tauchen bei diesem Glaubenssatz auf?

- »Ich *muss* in *jeder* Situation stark sein und *darf nie* Schwäche zeigen.«
- »Ich *darf* in *jeder* Situation stark sein und *selten* Schwäche zeigen.«
- »Ich *darf* in *vielen* Situation stark sein und *ab und zu* Schwäche zeigen.«
- »Ich *darf* in mir wichtigen Situationen stark sein und *erlaube mir ab und zu* Schwäche zu zeigen.«
- »Ich *kann* in Situationen flexibel reagieren und manchmal stark sein und *erlaube mir ab und zu* Schwäche zu zeigen.«

Welche Gefühle und Körperempfindungen tauchen bei dem neu formulierten Glaubenssatz auf?
Bleiben Sie so lange an diesem Formulierungsprozess dran, bis Sie positivere Gefühle und angenehmere Körperempfindungen wahrnehmen können.

Diese Übung ist im therapeutischen oder supervisorischen Prozess besonders dann hilfreich, wenn rigide Regeln das persönliche Wachstum verhindern.

In einem kleinen therapeutischen Zwischenschritt ist es auch möglich, kurze sprachliche Angebote zu machen, die ein *Müssen* durch ein *Dürfen* oder ein *Nie* durch ein *Manchmal* usw. ersetzen. Der*die Kund*in entscheidet, ob diese sprachliche Veränderung bei ihm*ihr auch eine positive Veränderung im Erleben ergibt.

Mottosätze entwickeln

Eine weitere, im Folgenden beschriebene Methode, Veränderungsmotivation zu stärken, ist das Finden von Mottosätzen. Diese lösen innere Bilder zur Stärkung der intrinsischen Motivation aus.

Ähnlich wie die hypnosystemische Arbeit mit Geschichten und Metaphern wirkt auch die Entwicklung von Mottosätzen ganzheitlich. Hirnforscher*innen gehen noch einen Schritt weiter und weisen auf der Suche nach nachhaltiger Veränderungsmotivation auf den Zusammenhang zwischen Motiven und Zielen beziehungsweise deren Stimmigkeit (Kongruenz) hin. Veränderungen können nur dann gelingen, wenn sich Menschen bewusst mit ihren unbewussten und emotionalen Erfahrungsmustern auseinandersetzen.

Selbstwirksamkeit ist laut Roth und Ryba (2019) eine Kongruenz von Motiven und Zielen und führt zur nachhaltigen, intrinsischen Veränderungsmotivation. Für wirksame Veränderungsstrategien empfiehlt sich ein selbst gewähltes Ziel. Die Erfahrung, sich selbst ein Ziel zu setzen, das sinnvoll und herausfordernd erscheint, und diese Anforderung bewältigen zu können, stärkt wiederum die Selbstwirksamkeit.

Ein Beispiel: Das Ziel, mehr Sport zu treiben, wird erst dann wirklich wirksam, wenn es spezifisch und bedeutsam formuliert ist, z. B.: *»Ich will gesund bleiben und im nächsten Jahr bei einem Stadtlauf mitmachen.«* Zudem muss die körperliche und unwillkürliche Ebene einbezogen werden, sodass eine innere Haltung entsteht: Die Person stellt sich mit einem inneren Bild vor, wie gut der Wald riecht, wie die frische Luft ihre Lungen reinigt, wie sie die Stresshormone ausatmet und wie gut sie sich danach fühlt. Vielleicht hilft auch die Vorstellung von Stolz, den inneren Schweinehund überwunden zu haben. Diesen Stolz könnte man mit einer Embodimentübung stärken (siehe im Folgenden). Werden alle Ebenen einbezogen, steigt die Wahrscheinlichkeit, dass Veränderungsvorstellungen umgesetzt werden.

Mottoziel entwickeln

Die *Entwicklung eines Mottoziels* erfolgt in folgenden Schritten (Storch u. Krause, 2017, S. 113 ff.):

1. *Annäherungsziel* formulieren, z. B.: »Ich erhalte auch bei Abwertungen durch andere meinen Selbstwert «, »Ich bleibe ruhig und gelassen«, »Ich finde eine*n Partner*in«, »Ich habe meine Impulse unter Kontrolle«;

2. *Bild auswählen* (durch Karten oder eine Metapher, die gemalt wird);
3. *freie Assoziationen* zu diesem Bild und Auswahl der Begriffe, die starke positive Affekte und Körperreaktionen bewirken, z. B. *Ruhe, Freiraum, gute Freunde, vertraute Menschen, Heimat, Klarheit;*
4. *Formulierung des Mottoziels* (aus den oben genannten Begriffen, z. B. *»Aus der Tiefe meines Herzens baue ich mir mein Heim auf dem Gipfel meines Lebens«*);
5. *Embodiment:* passend zum Mottoziel wird eine unterstützende Körperhaltung gefunden;
6. *Transfer und Verankerung* in den Alltag: Hier wird gemeinsam überlegt, wo das Bild oder die Metapher zur täglichen Erinnerung platziert werden kann und wie die Schritte der Umsetzung aussehen können.

Beispiele für Mottoziele können sein:
- *»Mein Vulkan sprüht rote Funken«* (Selbstwert).
- *»Ich atme im Fluss des Lebens. Ich gönne mir meine Ruheinsel«* (Stressmanagement).
- *»Ich öffne mich der Männer-*Frauenwelt«* (Partner*innensuche).
- *»Ich lasse heiße Luft aus meiner Magmakammer in meinem Vulkan regelmäßig und angemessen ab«* (Selbststeuerung).
- *»Ich hege und pflege meinen inneren Blumenstrauß«* (Aufmerksamkeit auf die eigenen Erfolge).
- *»Ich erlaube meiner inneren Löwin, ab und zu freundlich zu brüllen« (Selbstbehauptung).*
- *»Leicht wie ein Adler fliege ich, wohin ich will.«*

Mit dem Mehrseitenmodell in Bewegung kommen

Gelingt die Entwicklung der Veränderungsmotivation, fühlt sich die Person in ihrem Kompetenzerleben gestärkt. Die Umsetzung der Veränderung steigert das Gefühl von Selbstwirksamkeit und Selbstwert.

Bevor in Richtung Ziele und Lösungsmöglichkeiten gearbeitet werden kann, sind laut Gunther Schmidt (2007) drei Grundsätze für Veränderungsmotivation zu berücksichtigen: Das Alte, also die bisherige Verhaltensweise, muss erst honoriert sowie das Leid von Symptomen gesehen und als leidvoll anerkannt werden. Erst wenn das Leid ausreichend gewürdigt wird, sind die Klient*innen bereit, Veränderungsschritte ernsthaft zu erarbeiten und umzusetzen. Zudem beschreibt Schmidt, dass bei Klient*innen, die sich ihrer erlebten Situationen ausgeliefert fühlen, durch Wahlmöglichkeiten ein Kompetenzgefühl entsteht. Dies gelingt, indem der*die Berater*in auf *beide Seiten* der Medaille der Veränderung aufmerksam macht. Schmidt nennt dieses Vorgehen auch »Mehrseitenmodell« (Schmidt, 2007, S. 196). *Einerseits* wirkt die Nichtveränderung manchmal leichter. Sie ist gewohnt, vertraut, und die Person hat nicht selten gute Gründe bzw. eine gute Absicht, dass alles so bleibt wie es ist. Eine gute Absicht kann unter anderem sein, dass das Verhalten für Ruhe, Schutz vor Überforderung oder für Belohnung sorgt. Scheinbar benötigt die Nichtveränderung weniger Energie. Oder es ist eine Vermeidung von Frustration durch ein mögliches Scheitern, und weitere Umsetzungsversuche werden zum eigenen Schutz vor Enttäuschung nicht mehr unternommen. *Andererseits* kosten Nichtveränderung und das Festhalten an problematischem Verhalten auch Energie oder lösen Leid aus. Übergeht der*die Berater*in die Anerkennung für das Leid und die gute Absicht des bestehenden Verhaltens, kann das bei Klient*innen dazu führen, dass sie im Zielkonflikt verharren und ihr Verhalten nicht ändern. Aus Sicht der Klient*innen wäre es möglicherweise mit tiefer Abwertung sich gegenüber verbunden, wenn beispielsweise depressive Verhaltensweisen und Stimmungen so schnell und einfach zu verändern wären. Die vorschnell angebotene Lösung und deren Umsetzung wirken zu einfach. Der Rückschluss eines Patienten*einer Patientin könnte möglicherweise lauten: Die Depression erscheint so schwerwiegend. So muss er*sie sich hilflos und ausgeliefert fühlen, um seinen*ihren Selbstwert aufrechtzuerhalten. Im folgenden Fallbeispiel erfahren Sie, wie Berater*innen mit den zwei Seiten Veränderung und Nichtveränderung arbeiten können.

THERAPEUTIN (nach der Beschreibung der Symptome): »Das klingt, als ob Sie im Moment sehr an und mit Ihrer Depression leiden und dass es Ihnen sehr schwerfällt, etwas zu ändern. Ich kann mir vorstellen, dass Sie sich momentan Ihrer depressiven Verstimmung und der Antriebslosigkeit ausgeliefert fühlen und im Moment wenig Veränderungsmöglichkeiten sehen. Und ich kann mir vorstellen, dass Sie derzeit erleben, dass Sie keine Energie für Veränderung haben. Das muss schrecklich sein.«

Die Patientin nickt bei allen Aussagen zustimmend.

THERAPEUTIN: »Ich kann mir auch vorstellen, dass Sie sich dafür selbst Vorwürfe machen. Manchmal ist es gar nicht sinnvoll, zum jetzigen Zeitpunkt etwas zu ändern (Position der Nichtveränderung durch die Therapeutin) oder etwas schnell verändern zu wollen.«

Die Patientin nickt weiterhin.

THERAPEUTIN: »Also, wenn wir in der Therapie manchmal über die Seite von Ihnen sprechen, die Veränderung vom Kopf her wünscht, sollten wir beide auch auf die andere Seite von Ihnen achten, sozusagen auf Ihren Bauch. Ist die gute Absicht der Nichtveränderung beziehungsweise das Bedürfnis, das beachtet werden will, zum jetzigen Zeitpunkt sinnvoll? Das ist wichtig, damit Sie sich nicht überfordern, sondern sich passend fordern und all Ihre Bedürfnisse zur Geltung kommen können. Und wir sollten beide darauf achten, dass es sich um kleine Schritte der Veränderung handelt. Sind Sie damit einverstanden?«

PATIENTIN: »Ja« (nickt erleichtert).

Die Therapeutin pendelt zwischen Anerkennung des Leids der Patientin und der Erhöhung von Wahlmöglichkeiten: für oder gegen Veränderung (siehe Abbildung 6).

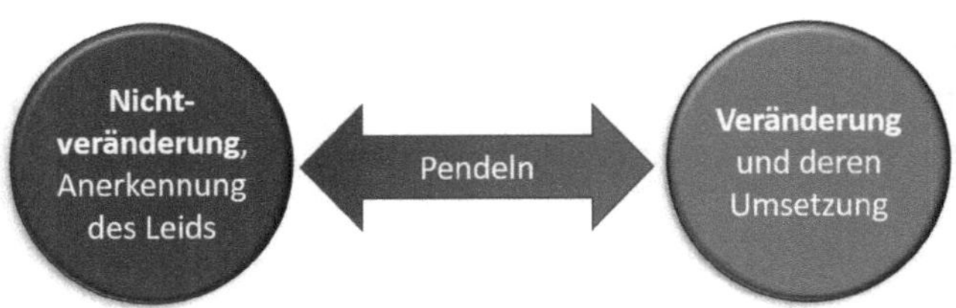

Abbildung 6: Mehrseitenmodell: Pendeln zwischen Nichtveränderung und Veränderung

Sie überlässt der Patientin das Tempo und die Richtung der Veränderung. Mit den zwei Seiten lädt sie zu der Sichtweise von Zielkonflikten ein, die eine Veränderung zunächst nicht (nachhaltig) möglich machen. Diese Haltung hält sie über den gesamten Therapieprozess aufrecht. Immer dann, wenn die Patientin sich auf der Seite der Nichtveränderung befindet, geht die Therapeutin mit ihr auf diese Seite, öffnet aber durch das Mehrseitenmodell die »Sowohl-als-auch-Logik« und ermöglicht der Patientin eine Wahlmöglichkeit. Dadurch ebnet sie den Weg zu der von der Klientin als stimmig empfundenen Veränderung. Dieses Vorgehen erhöht bei der Patientin sowohl das Kompetenzgefühl als auch die Kooperations- und Veränderungsbereitschaft.

Für Therapeut*innen ist dieses Vorgehen hilfreich, da sie ihre Patient*innen nicht irgendwohin bringen, ziehen oder schieben müssen. In der Haltung der Allparteilichkeit, auch gegenüber Veränderung, bleibt die Verantwortung von (Nicht-)Veränderung immer bei den Patient*innen. Diese fühlen sich verstanden und als Expert*innen ihres Lebens. Und Therapeut*innen erhalten mit dieser Haltung länger die Freude und Energie für ihren Beruf. Ein weiterer hilfreicher Schritt im Beratungsprozess kann die *Frage nach den Auswirkungen* von Veränderung und Nichtveränderung sein:

- »*Angenommen Sie verändern etwas, welchen Gewinn oder Vorteil haben Sie dann?*« aber auch: »*Welchen Preis müssen Sie dafür in Kauf nehmen?*«

– *»Angenommen Sie lassen alles, wie es ist, welche Auswirkungen hätte dies dann auf Sie, auf Ihre Partnerschaft, Familie, Arbeit etc.? Welchen Vorteil und welchen Nachteil haben Sie dadurch?«*

Dieses Eruieren der bewussten und unwillkürlichen Auswirkungen auf allen Ebenen zeigt oft die beiden ambivalenten Seiten von Veränderung auf. Erst wenn diese offen und bewusst sind, können die Kund*innen eine gute Entscheidung treffen. Und ohne diese bewusste Entscheidung wird die Motivation für Veränderung nur auf der rationalen Ebene vorhanden sein, die unwillkürliche hingegen bremst.

Mit Embodiment Zugang zu Gefühlen und Motivation gewinnen

Laut George Downing (1996) gibt es drei Gründe dafür, warum die Theorie der Emotionen nicht ohne Bezug auf die Körpererfahrung auskommen kann. Erstens kann die Intensität einer Emotion nicht ohne den Körper erfahren werden. Zweitens kann jeder Mensch Emotionen in seinem Körper spezifisch lokalisieren, wenn man ihn danach fragt. Und drittens gibt es Gefühle als diffuse Körpersensationen, die sich noch nicht deutlich auf ein »Etwas« richten. Da in jeder Emotion ein Körpergefühl enthalten ist, können Downing zufolge Emotionen über die Sondierung von Körperempfindungen erschlossen werden.

Meister*innen asiatischer Kampfkünste beispielsweise haben die Bedeutung des Körpers schon oft hervorgehoben: »Was ihr durch Worte gelernt habt, werdet ihr schnell vergessen. Was ihr mit eurem ganzen Körper verstanden habt, daran werdet ihr euch euer ganzes Leben erinnern« (Meister Gichin Funkoshi[1]). Auch im hypnosystemischen Ansatz hängen Motivation und Embodiment (Verkörperung) zusammen.

---

1 Quelle: https://www.annette-bernjus.de/kreativ/weisheiten-aus-aller-welt/

Was bedeutet *Embodiment?*

Unter Embodiment (»Verkörperung«) versteht man die Wechselwirkung zwischen Körpergeschehen und psychischem Erleben. Emotionale Prozesse werden nicht nur im Körper gespiegelt, sondern sind im Körper schneller wahrnehmbar und erlebbar, als über mentale Prozesse verstehbar (Storch et al., 2017, S. 38 ff.).

Unser Gehirn verfügt über ein emotionales Bewertungssystem im limbischen System (unter anderem im Mandelkern und im Hippocampus). Es ist verbunden mit Körperempfindungen oder somatischen Markern (Storch et al., 2017). Diese wiederum signalisieren unwillkürlich und sehr wirksam Bewertungen: »Gut gewesen, wieder machen« oder »schlecht gewesen, beim nächsten Mal meiden …«. Wie im ersten Kapitel erwähnt, ist dieser Bewertungsprozess schneller als der in unserem präfrontalen Cortex. Entscheidungen basieren oft, ohne dass wir es bemerken, auf unseren emotionalen Bewertungen. Motivation wird daher unbewusst stark durch positive somatische Marker und Gefühle gesteuert.

Planungsprozesse und Zielentwicklungen ohne entsprechende körperliche und gefühlsmäßige Begleitung bleiben hingegen rational im Kopf, sodass sie meist nicht nachhaltig umgesetzt werden können. In diesem Zusammenhang spricht Gunther Schmidt in seinen Workshops von positiven somatischen Markern als »direkten Schnellstraßen zu Plänen, Zielen, Handlungen, die mit dem Kompetenz- und Erfolgsselbstsystem vernetzt sind« (Schmidt, G.: PPP Hypnosystemisches Empowerment für Individuen, Beziehungen und Organisationssysteme, MEI Heidelberg, S. 54).

Auch wenn unser Erleben überwiegend unbewusst und unwillkürlich gesteuert wird, kann man die Wahrnehmung und das Erleben mit hypnosystemischer Kompetenz zieldienlich beeinflussen. Solche Erlebnisprozesse lassen sich durch Zielformulierungen, hypnosystemische Sprache, Trancen und Geschichten (bottom-down) oder direkte Arbeit mit dem Körper (bottom-up) anregen.

Den Körper in die Beratung einbeziehen

Antonio Damásio (2001) stellte fest, dass nicht nur der Verstand und die Emotionen den Körper beeinflussen, sondern auch die Wahrnehmung des Körpers das Denken und Fühlen. Ob sich eine Person stolz fühlt, hängt auch damit zusammen, ob sie aufrecht und gerade oder gebeugt und gekrümmt sitzt. Über die Veränderung der Körperhaltung und Mimik kann man Affekte und damit auch Handlungsoptionen und Motivation beeinflussen. Gefühle hängen sehr eng mit Körperwahrnehmungen zusammen.

Die wissenschaftliche Erforschung der Wirkung des Embodiments kommt immer wieder zu erstaunlichen Ergebnissen: Wird eine bestimmte Körperhaltung eingenommen oder Muskelspannung erzeugt, die üblicherweise mit einer bestimmten Emotion verbunden ist, ruft diese Körperhaltung beziehungsweise Muskelspannung die entsprechende Emotion hervor. In einem Versuch von Fritz Strack sollten die Versuchspersonen unter einem Vorwand einen Stift entweder mit den Zähnen oder mit den Lippen halten. Versuchen Sie es selbst: Wenn der Stift zwischen den Zähnen gehalten wird, werden jene Muskeln angespannt, die auch für das Lächeln zuständig sind. Diese Aktivierung führte bei den Studienteilnehmern dazu, dass diese Gruppe Cartoons deutlich lustiger einschätzte als die Gruppe, die den Stift mit den Lippen führte (Storch et al., 2017, S. 40). Es scheint also ein Feedback von Körperhaltung und Muskelspannung zu psychischen Prozessen zu geben. Der Körper ist nicht nur der Spiegel der Seele, sondern auch umgekehrt: Die Seele dient als Spiegel des Körpers. Nach Lawrence Barsalou hat jede Kognition, jede Emotion, jeder Affekt eine sensomotorische Komponente (Storch et al., 2017, S. 40 ff.).

Durch die körperliche Ebene werden also affektive Prozesse, aber auch Einstellungen und Bewertungsprozesse beeinflusst. Wenn diese

Prozesse durch Körperhaltung und Mimik beeinflussbar sind und Bewertungsprozesse wiederum soziale Prozesse beeinflussen, kann eine Änderung von Körperhaltung und Mimik sich auch indirekt auf soziale Prozesse auswirken. Zum Beispiel können auf nonverbaler Ebene körperliche Imitationen und Spiegelungen zwischen Individuen stattfinden. Im Alltag lässt sich dies an vielen Beispielen beobachten, wie der Einnahme einer ähnlichen Sitzhaltung, der Bewegung mit den Händen, Gähnen, Lachen, aber auch der Imitation von Gesichtsausdrücken von Eltern durch ihre Babys. Diese werden meist von den Personen nicht intendiert und auch meist nicht bewusst wahrgenommen.

Es erscheint deshalb nur logisch, in Beratung und Therapie den Körper bei der Veränderung negativer bzw. beim Aufbau hilfreicher Gefühlszustände einzubeziehen. Berater*innen können das Wissen um die Verkörperung einer Emotion in einer Person und den Niederschlag von Lebenserfahrung im Körper gezielt nutzen. Da es für Klient*innen meist sehr ungewohnt ist, auf diese Weise zu arbeiten, bedarf es vorab einer Transparenz der Vorgehensweise, also einer ausführlichen Information über die Schritte und deren Gründe. Die Klient*innen werden zu Übungen oder »Experimenten« eingeladen. Das bedeutet: Sie dürfen jederzeit ablehnen, ohne dass der*die Berater*in die Zusammenarbeit infrage stellt. Dies ist ein bedeutsamer Schritt, um die Kooperationsbereitschaft der Klient*innen nicht zu gefährden und sie möglichst für neue Perspektiven zu gewinnen.

Zu Beginn starte ich mit einer allgemeinen Übung, die erst einmal die Wahrnehmung des eigenen Körpers und dessen Dimensionen schärft. Sie sind eingeladen, diese wieder zunächst als Audiodatei für sich erfahrbar zu machen, bevor Sie sie gegebenenfalls bei Klient*innen anwenden.

Körperdimensionen bewusst erleben

1. Nehmen Sie *Kontakt* zu sich auf. Nehmen Sie das Gefühl wahr, bei sich selbst zu sein, stimmig und in Ihrer Mitte zu sein. Prüfen Sie, wie diese Vorstellung auf Ihren Körper wirkt.
2. Spüren Sie Ihren *Atem.* Prüfen Sie, welche Auswirkung Ihr Atmen auf Ihre Körperhaltung hat, wenn Sie so atmen.
3. Nehmen Sie Ihre *Körperhaltung* wahr.
4. Welche *Köperempfindungen* spüren Sie?
5. Mit dieser Haltung und diesem Körperempfinden, welches *Raumerleben* nehmen Sie wahr? Nehmen Sie den Raum um sich herum wahr - vor Ihnen, hinter Ihnen, über Ihnen, unter Ihnen. Spüren Sie den äußeren Raum und .... spüren Sie Ihren inneren Raum. Falls der Raum weit ist, könnte das Gefühl der *Beweglichkeit* kommen. Spüren Sie diese Beweglichkeit.
   Falls der Raum zu weit ist, prüfen Sie, ob es hilfreich wäre, eine *Grenze* um sich zu ziehen und in welchem Abstand zu Ihnen. Vielleicht waren Sie zu offen? Wenn der Raum zu eng ist, weiten Sie ihn um sich herum, erweitern Sie Ihre Grenze um sich so, dass es angenehm wird.
   Falls sich die Ratio mit einer Erklärung meldet: Kommen Sie wieder zu Ihrer Wahrnehmung Ihres Körpers zurück.
6. Nehmen Sie neutral, ohne Abwertung Ihre *inneren Dialoge,* Ihre *Selbstdialoge* wahr. Welche Gedanken melden sich? Sind sie eher wohlwollend oder eher streng-antreibend?
   Finden Sie unterstützende *Bilder von sich selbst,* die dazu passen. Zum Beispiel: Ich übernehme Verantwortung, Aufgaben. Oder bei Verletzung oder starken Gefühlen: Ich kann damit umgehen (oder was immer für Sie passt).
7. Gestalten Sie ein imaginäres *Fotoalbum* oder einen *Film* mit Ihren hilfreichen Bildern von sich. Welche wohlwollenden, unterstützenden Bilder erscheinen Ihnen vor Ihrem inneren Auge?
8. Welche *Klänge* hören Sie, mit denen Sie Ihre Lebens-CD gestalten?

... so dass Sie in Ihrem inneren Raum unterstützende Bilder, Klänge, Filme haben?

9. Kommen Sie zurück zu sich, zu Ihrem Körper, zu Ihrem Spüren: Wie reagiert Ihr Körper jetzt? Was will er jetzt tun? Nehmen Sie Ihren Körper in der Zeit wahr, in der Vergangenheit, in der Gegenwart und in der Zukunft.
   Speichern Sie das Erleben ab, das für Sie angenehm und hilfreich ist, in dem Wissen, dass Sie jederzeit zurückkommen können.

Diese Übung, in allen Schritten oder in Teilen angeboten, unterstützt bei negativem Selbstwert, bei Stresserleben, bei emotionaler Erstarrung, bei erlebten Grenzüberschreitungen usw., auf der Ebene des Körpers und der Imagination wieder Zugang zu sich selbst zu finden und ein positiveres Selbstbild zu entwickeln. Sie kann in Einzel- oder Gruppensettings eingesetzt werden. Wie bei allen Trancen, Geschichten und Embodimentübungen (siehe Audiodateien) wirkt eine langsame, tiefere Stimmlage vertiefend auf die unwillkürlichen Erlebnisprozesse und stärkend auf Ressourcenaufbau.

Ein weiteres Forschungsergebnis dazu, wie der Körper auf Emotionen wirkt, beschreibt das Handflächenparadigma. Versuchspersonen wurden gebeten, ihre Hände entweder spürbar auf die Tischplatte zu pressen (Geh-weg-Haltung) oder von unten gegen die Tischplatte zu drücken (Komm-her-Haltung), während sie einer politischen Talkshow zusahen. Netterweise standen während der Sendung Kekse auf dem Tisch. Deutlich wurde, dass die zweite Gruppe, die im Annahme- beziehungsweise Komm-her-Modus war, doppelt so viele Kekse verspeiste wie die erste (Storch et al., 2017, S. 56 ff.).

Diese Idee kann in Therapie folgendermaßen zum Thema Abgrenzung und Schutz, aber auch zur Integration von Kraft, Energie, Lebendigkeit und vielem mehr genutzt werden. Sie können diese Übung gern als Audiodatei anhören:

Abgrenzung mit Handbewegungen
Stellen Sie sich eine unangenehme Situation vor, die bei Ihnen ein negatives Gefühl auslöst und von der Sie sich gern abgrenzen möchten. Halten Sie beide Hände mit den Handflächen zur Brust. Drehen Sie die Handflächen nach außen und führen Sie die Arme von Ihrem Körper weg, so als ob Sie etwas von sich wegschieben wollen. Stellen Sie sich dabei Ihre unsichtbaren Grenzen vor, die Sie schützen. Atmen Sie gleichzeitig bewusst aus und lassen Sie die unangenehme Situation oder die unangenehmen Gefühle los. Spüren Sie Ihren persönlichen Raum um sich herum.
Drehen Sie nun die Hände mit den Handflächen nach innen und ziehen Sie die Hände wieder zu sich. Atmen Sie dabei bewusst ein. Wiederholen Sie diese Handbewegungen mehrmals hintereinander in einem sehr langsamen Tempo. Mit jeder Bewegung nach außen und jedem Ausatmen erlauben Sie sich, sich von der herausfordernden Situation abzugrenzen und alle Gefühle loszulassen, die durch die Situation bei Ihnen ausgelöst wurden. Sie nehmen Ihren persönlichen Raum zunehmend wahr und erweitern ihn mehr und mehr. Erlauben Sie sich, diesen positiven Körperzustand zu entfalten und weiterzuentwickeln, mit jeder Handbewegung und mit jedem Atemzug.
Wenn es für Sie passend ist, können Sie mit Ihren Händen, Handflächen nach außen um sich herum einen Kreis bilden. Spüren Sie nach, wo es besonders abgrenzend oder wohltuend ist.

Integration mit Handbewegungen
Drehen Sie nun die Hände mit den Handflächen nach innen und ziehen Sie die Hände wieder zu sich. Atmen Sie dabei bewusst ein. Sie können sich dabei auch vorstellen, wie Sie frische Luft, Kraft, Energie, Frische oder Flexibilität zu sich herholen und aufnehmen.

Wiederholen Sie diese Handbewegungen mehrmals hintereinander. Beide Übungen können auch miteinander kombiniert werden, so wie Sie es auf der Audiodatei hören können.

Diese kurze Übung kann zwischendurch in einem Beratungs-, Therapie- oder Supervisionsprozess im Einzel- oder Gruppensetting angeboten werden. Diese Aufgabe, die mehrmals die Woche ausgeführt werden sollte, mit nach Hause zu geben, kann ihre Wirkung verstärken und für Nachhaltigkeit sorgen.

Eine weitere somatische Übung, die Gunther Schmidt in Workshops öfters zeigt, ist der »Lösungswecker« oder »Lösungstanz«. Hier wird erst einmal mit dem unerwünschten Körpererleben, also mit den somatischen Markern aus der belastenden Situation begonnen. Diese können als Ausdruck von klugem, innerem Wissen verstanden werden, die uns kompetentes Feedback über nicht gelebte Bedürfnisse geben. Sie erinnern uns an die Möglichkeit, auf eine gewünschte Körperhaltung oder Geste umzufokussieren. Wie bei allen Übungen ist Wiederholung für das Neuerlernen wichtig. Diese Übung findet besonders bei wiederholt erlebten privaten oder beruflichen Belastungen Anwendung. Sie verdeutlicht die eigenen Einflussmöglichkeiten auf Erleben und Verhalten in ausweglos erscheinenden Situationen, in denen das Gefühl vorherrscht, von außen oder von eigenen Gefühlen wie Wut, Ärger, Hilflosigkeit überrollt zu werden.

Auf der Audiodatei können Sie sich den Lösungswecker zunächst anhören und mitmachen.

Lösungswecker (frei nach Gunther Schmidt)

1. Stellen Sie sich eine herausfordernde Situation vor, in der Sie sich demnächst befinden werden.
   Suchen Sie wie ein*e Feldforscher*in in Ihrem Körper: Was ist das allererste körperliche Signal oder der erste somatische Marker, den Sie spüren können, wenn die Situation herausfordernd ist? Wo genau spüren Sie die Verspannung, Starre, Enge …? Wie fühlt sie sich an? Eher heiß oder kalt? Eher fest oder weich? Eher angespannt oder fließend?

Finden Sie dafür eine Körperhaltung. Reduzieren Sie Ihren somatischen Marker auf eine Handgeste.

2. Schütteln Sie sich aus und treten Sie einen Schritt zur Seite.
3. Finden Sie auf der neuen Position eine als positiv erlebte Situation, in der Sie sich stark, flexibel, im Fluss, in der Balance (oder wie auch immer es für Sie an dieser Stelle hilfreich ist) gefühlt, in der Sie eine eigene wichtige Ressource erlebt haben und die Ihnen in Ihrer herausfordernden Situation helfen könnte.
   Wo genau spüren Sie diese? Wie fühlt sie sich an? Eher warm oder kalt? Eher fest oder weich? Groß oder klein? Eher angespannt oder fließend? Eher wohlig oder haltend? Eher schwach oder kraftvoll?
   Finden Sie auch dafür eine Körperhaltung. Reduzieren Sie Ihr Körperempfinden auf eine Handgeste.

Dieser ressourcenvolle Zustand bleibt auf Dauer selten erhalten und muss zur Verankerung im Gehirn durch Wiederholung »gebahnt« werden. Folgen Sie daher bitte den weiteren Schritten.

4. Wechseln Sie mehrmals, in Ihrem Tempo, zwischen den beiden Positionen mit den entsprechenden Körperhaltungen und Gesten, ähnlich wie beim Tanz, hin und her. So bahnen die Nervenzellen ein neues Erlebensmuster.
5. Bleiben Sie zuletzt in der ressourcenvollen Haltung und Geste stehen und nehmen Sie Ihre Körperempfindungen, Gedanken, Gefühle, inneren Bilder bewusst wahr.
6. Wechseln Sie nun nur noch zwischen den Handgesten hin und her. Diese sind im Alltag unauffälliger in den jeweiligen herausfordernden Situationen verwendbar.
7. Bleiben Sie in der wohligen, kraftvollen, fließenden oder wie immer Ihnen stimmig erscheinenden Körperhaltung für eine Weile stehen und nehmen Sie Ihre Körperempfindungen, Gedanken, Gefühle, inneren Bilder in Ruhe und mit jeder Körperzelle

noch einmal auf, in dem Wissen, Sie können dieses Körpererleben jederzeit, auch vor oder während der belastenden Situation, aktivieren.

8. Orientieren Sie sich nun wieder im Außen.

Im Nachgang können Sie diese Übung auf sich wirken und sich überraschen lassen, was Sie Neues an sich beobachten können.

9. Sie können aber auch noch einen Prozessschritt für die konkrete Umsetzung hinzufügen, wie Sie die Geste oder Körperhaltung konkret in Ihrer nächsten herausfordernden Situation umsetzen wollen. Was ist der erste Schritt dazu?

Wenn Sie diese Übung mit Klient*innen durchführen, achten Sie bitte darauf, dass diese zwei ca. einen Schritt voneinander entfernte Positionen im Raum für die jeweilige Körperhaltung finden. So kommt zusätzliche Bewegung in die Übung, und das ressourcenvolle und das hindernde Embodiment werden während der Bahnung nicht vermischt.

Atmung zur Selbstregulierung und Zentrierung nutzen

Gefühle von Stress, Macht- und Hilflosigkeit sind meist mit einer Einschränkung der Atmung verbunden. Ein besonders nützlicher Einstieg zur Selbstregulierung ist daher achtsames Atmen. Unser Atem durchzieht einerseits alle Ebenen des Körpers und ist andererseits an der Regulation emotionaler und somatischer Prozesse beteiligt. Sobald man seine Aufmerksamkeit auf die Atmung lenkt, werden Bewusstsein und Körper miteinander verbunden, was sofort das parasympathische Nervensystem aktiviert. Dies wiederum führt zur körperlichen und psychischen Beruhigung.

In Entspannungsverfahren wie autogenem Training, MBSR (Mindfulness-Based Stress Reduction) von Jon Kabat-Zinn oder in asiatischen Kampfsportarten können wir lernen, Spannungen in unserer Muskulatur, unserem Gefühlsleben und unserer Psyche wahrzunehmen. Mithilfe gezielter Atemübungen lernen wir, Unangenehmes loszulassen sowie Kraft, Energie und Frische aufzubauen.

Bei den folgenden Atemübungen sind Sie wieder herzlich eingeladen, deren Wirkung mithilfe der Audiodatei selbst zu erleben.

Den eigenen Atem kennenlernen

1. Beobachten Sie zunächst bewusst Ihren Atem. Beobachten Sie, ohne zu bewerten oder etwas zu verändern. Bleiben Sie im Hier und Jetzt und nehmen Sie Atemzug für Atemzug neutral wahr.
2. Atmen Sie nur kurz durch die Nase ein, dann langsam und möglichst lange durch den Mund wieder aus.
   Sie können versuchen, die Phasen des Ausatmens durch Zählen allmählich zu verlängern.
   Versuchen Sie, bewusst auszuatmen, indem Sie Ihr Zwerchfell aktiv zusammenziehen, und beim Einatmen langsam loszulassen und den Atem wie von selbst einströmen zu lassen.
   In der westlichen Welt sind wir gewohnt, in schwierigen Situationen auf das Einatmen zu achten, nach dem Motto: »Je anstrengender oder angespannter wir den Alltag oder eine bestimmte Situation erleben, umso mehr Luft benötigen wir.« Nicht selten ziehen sich gleichzeitig die Schultern nach oben. Dabei vergessen wir, aktiv auszuatmen und somit erst wieder Raum für neue Luft zu schaffen. Konzentrieren Sie sich daher immer wieder bewusst auf das Ausatmen - gern auch verbunden mit einem leichten Schnauben, so wie es uns andere Säugetiere nach Stress vormachen. Die wichtigste aktive Bewegung ist allerdings das Zusammenziehen des Zwerchfells und damit der Bauchdecke und des unteren Rückens.

Ressourcen einatmen - Unerwünschtes beim Ausatmen loslassen

1. Denken Sie an eine Ressource, eine Stärke oder eine konkrete Situation, in der Sie sich sicher, wohl oder stark gefühlt haben. Finden Sie die dazugehörige Energie im Körper. Fokussieren Sie

beim Einatmen auf diese Energie, atmen Sie in diese Energie hinein. Bei jedem Einatmen.

2. Beim Ausatmen denken Sie »jetzt« oder »loslassen« oder »genießen« und lassen alles Unangenehme, Störende, Belastende los. Wiederholen Sie dies mehrmals beim Ein- und Ausatmen. Wie fühlt sich das an? Falls Sie diese Energie von Stärke oder Sicherheit oder sonst ein Wohlgefühl deutlich spüren, können Sie es durch Klopfen des Handrückens verstärken. Beklopfen Sie die Delle zwischen Mittelhandknochen des kleinen Fingers und des Ringfingers mit drei oder vier Fingern, was diese Energie zusätzlich verstärkt und verankert.

Paul Linden, ein amerikanischer Aikidomeister und »somatischer Erzieher«, hat einige seiner Körperübungen aus dem Kampfsport zunächst für Frauen, die sexuelle Gewalt erlebt hatten, angewandt. Inzwischen nutzt er die Übungen zu Körperbewusstsein, Haltung, Bewegungsmechanik und Atmung erfolgreich für viele Anliegen und lehrt sie in Workshops zur Friedenspädagogik.

Die »Sechs-Richtungsatmung« nach Linden ist eine leicht zu übende Möglichkeit, Körperbewusstheit, Kraft und Liebe in sich zusammenzuführen. So kann offenes, gleichmäßiges und expansives Körpergewahrsein trainiert werden. Dies bringt uns in Kontakt mit dem Gefühl, ganz in der Welt zu sein. Es gilt, in alle Körperbereiche Leben hineinzuatmen. Die folgende Übung stellt Mikrobewegungen her und verändert Ihre gesamte Körperhaltung (Linden, 2003, S. 41).

In sechs Richtungen atmen (Paul Linden)

Setzen Sie sich bequem auf einen Stuhl oder auf den Boden. Atmen Sie in Ihr Körperzentrum direkt unterhalb Ihres Nabels. Atmen Sie sanft durch die Nase ein und lassen Sie Ihren Bauch sich dabei sanft ausdehnen. Brust und Rücken dehnen sich ebenfalls sanft aus. Atmen Sie dann durch den Mund aus. Entspannen Sie dabei Mund und Kehle.

Wenn Sie das etwa sechsmal gemacht haben, dann atmen Sie durch die rechte Seite zu einem Ort etwa 15 Zentimeter rechts von Ihnen aus. Danach atmen Sie zur linken Seite aus. Dann atmen Sie nach hinten durch Ihren Rücken, und danach atmen Sie vorwärts durch Bauchgrube und Vorderfront Ihres Körpers aus.
Und dann atmen Sie gleichzeitig in alle sechs Richtungen aus.
Wenn Sie Übung darin entwickelt haben, dann können Sie Ihren Atem weiter wegschicken. Experimentieren Sie damit, bis wohin Sie Ihren Atem richten können, und bemerken Sie, was geschieht, wenn Sie Ihren Atem weiter weg und weiter hinausschicken. Oder experimentieren Sie damit, das Gefühl Liebe auszuatmen. Wenn Sie der Übung lauschen, wird sie Ihnen viele neue Möglichkeiten verraten.

Atemübungen können in Einzel- und Gruppensettings besonders dann hilfreich sein, wenn es um Zentrierung, Selbstregulation von starken Gefühlen oder um eine kurze Pause geht. Die folgende Übung von Linden (Linden, 2003, S. 40) spendet Energie und stärkt das Selbstbewusstsein. Sie wird bei depressiven Menschen oder Menschen mit geringem Selbstwert angewendet. Sie eignet sich aber auch sehr gut als Start- oder Abschlussübung für Beratungs-, Therapie- und Supervisionskontexte aller Art.

In sechs Richtungen ausgreifen (Paul Linden)
Stellen Sie sich mit den Füßen schulterbreit auseinander hin und halten Sie die Hände an beiden Seiten. Spüren Sie, dass Sie auf den Fußsohlen stehen. Wo ist das Erdzentrum? Direkt unter Ihnen. Greifen Sie mit den Fußsohlen in die Erde. Stellen Sie sich das nicht nur bildlich vor oder denken Sie nicht nur daran, sondern fühlen Sie in Ihrem Körper durch Ihre Füße ein Ausgreifen in Richtung Erdmittelpunkt. Bleiben Sie einen Augenblick bei dieser Empfindung beziehungsweise Handlung. Lassen Sie dann los. Greifen Sie mit der Schädeldecke und den Schultern aufwärts, um den Himmel zu

fühlen. Das soll eine sehr sanfte Handlung sein, eine Absicht oder Mikrobewegung ohne Anstrengung. Greifen Sie mit der ganzen Vorderseite Ihres Körpers nach vorn. Dann greifen Sie mit der ganzen Rückseite Ihres Körpers nach hinten. Greifen Sie mit der rechten Seite Ihres Körpers nach rechts. Und dann greifen Sie mit der linken Seite Ihres Körpers nach links. Sie können nach dem Horizont greifen, oder Sie können sich etwas Näheres suchen, auf das Sie sich konzentrieren, so nahe, wie Sie es brauchen, damit es für Sie ein deutlicher Fühlprozess wird.

Wenn Sie diese Übung im geschlossenen Raum durchführen, können Sie unter den Fußboden und über die Decke und aus den Wänden herausgreifen. Wenn das leichter zu fühlen ist, dann greifen Sie nur etwa 15 Zentimeter aus. Jetzt nehmen Sie alle Richtungen gleichzeitig: Greifen Sie nach unten und nach oben, links und rechts, vorwärts und rückwärts. Wie fühlt sich das an? Die meisten erleben das als geräumig und Energie spendend. Sie müssen sich nicht klein machen. Sie können Raum greifen.

Sie können die Übung »In sechs Richtungen ausgreifen« während Ihrer täglichen Verrichtungen anwenden. Das wird Ihnen dabei helfen, mehr Präsenz und größere Lebendigkeit einzuüben. Sie können diese Übung auch dazu benutzen, Ihren inneren Raum aufrechtzuerhalten, wenn Sie sich bedroht fühlen. Sie werden dann mit größerer Deutlichkeit und mehr Stärke reagieren können.

Für Kund*innen, die mit sich nicht im Reinen sind oder sich nicht in einer guten inneren Balance befinden, kann folgende Übung hilfreich sein. Sie dient dazu, sich des eigenen Körpers bewusst zu werden sowie mentale Kraft und emotionale Beweglichkeit aufzubauen. Eine Zentrierung und eine Aufrichtung der Körperhaltung kann in zwischenmenschlichen Auseinandersetzungen friedvolleres Verhalten fördern, aber auch ein stärkeres Eintreten für eigenen Schutz und Selbstbehauptung.

Auch bei dieser Übung sind Sie wieder eingeladen mitzumachen.

Erdung und Zentrierung im Stehen oder Sitzen
Stellen Sie beide Füße auf den Boden. Spüren Sie, wo Ihre Füße den Boden berühren. Wie fühlt sich dies an?
Wenn es sich für Sie angenehm anfühlt, lassen Sie Ihre Füße in Ihrer Vorstellung Wurzeln in die Erde wachsen, sodass Sie Stabilität oder Energie spüren, Halt, Orientierung, Sicherheit, In-Beziehung-Sein mit anderen …
Kippen Sie Ihr Becken nach vorne und dann nach hinten. Wechseln Sie zwischen beiden Positionen und finden Sie die richtige Balance zwischen Eingesunken- und Starrsein, zwischen sich aufgerichtet, stabil, flexibel und präsent erleben. Finden Sie Ihre Mitte, den Punkt, bei dem Sie bei sich selbst sind, sich in Balance fühlen, sich zentriert fühlen …
Stellen Sie sich nun vor, dass Ihr Kopf oben in der Mitte mit einem Faden verbunden ist und jemand leicht daran zieht. Richten Sie Ihren Kopf so auf, dass er sich streckt. Spüren Sie die Weite, den Himmel, die Luft, die Freiheit, das Verbundensein mit dem Weltall …

All diese körperlichen Übungen sind für viele unserer Kund*innen zunächst ungewohnt. Daher gilt es, deren Sinnhaftigkeit und Nutzen vorher zu erklären und zum Selbstversuch mit einer offenen Haltung einzuladen. Sie können im therapeutischen oder supervisorischen Prozess sehr unterstützend wirken, sofern sich Kund*innen auf diese Form der Kooperation einlassen können und diese für sich regelmäßig üben.

Analoge Methoden für die ganzheitliche Lösungssuche einsetzen

Ähnlich der Arbeit mit Trancegeschichten, die versuchen, individuell und einzigartig geprägte Bilder, Assoziationen und Emotionen (siehe zweites Kapitel) hervorzurufen, aktivieren auch analoge Methoden neuronale Assoziationsnetzwerke, die ganzheitlich Lösungsideen auf allen Ebenen erlebbar machen: Gedanken, Gefühle, Körperempfindungen, Impulse zur Veränderung und innere Bilder.

Analoge Methoden werden seit Langem in der Familientherapie in unterschiedlichen Formen gewinnbringend als Timeline, Skulptur, Aufstellung etc. eingesetzt. Sie verbinden Kopf, Bauch und Körper. Auf eine andere Art und Weise als somatische Übungen utilisieren sie Körperwissen und Erlebensmuster. Sie nutzen den Raum sowohl als körperliche Bewegungs- und Erfahrungsmöglichkeit wie auch als körperlich erlebbare Beziehungen zwischen Menschen oder Themen, Symptomen, Problemen, Ressourcen und Hindernissen. Das Erleben von Ressourcen kann mit der Person verbunden, Hinderliches distanziert oder verändert und Veränderungsschritte konkret im Raum gegangen werden. Zudem ermöglicht allein das Aufstehen und gemeinsame Ins-Tun-Kommen eine Veränderung der sprachlichen und gedanklichen therapeutischen Herangehensweise sowie der innerpsychischen und biologischen Muster bei den Klient*innen. So fällt es leichter, neue Perspektiven hinzuzufügen, die einen wesentlichen Unterschied für Veränderung bilden können.

Analoge Methoden können sehr kreativ entsprechend dem Bedarf des Anliegens »gebastelt« werden. Im Folgenden finden Sie anhand von zwei Fallbeispielen unterschiedliche Möglichkeiten, auf diese Art zu arbeiten. Auch hier gilt es, die Kund*innen transparent über das Vorgehen zu informieren und zu einem *kleinen Experiment* einzuladen, so wie Elisabeth im folgenden Fallbeispiel.

Elisabeth, bereits systemisch sehr versiert, hatte ihre erste Supervisionsanfrage. Trotz guter Vorbereitung für ihre erste Supervisionssitzung und fundiertem fachlichem Wissen fühlte sie sich nicht ausreichend kompetent für diesen Auftrag. Irgendetwas hinderte sie daran, mit Zuversicht auf den ersten Termin zu blicken. Mithilfe der Auftragsklärung zwischen ihr und der Lehrsupervisorin wurde deutlich, dass es nicht um mehr Wissen ging, sondern vielmehr um eine Fokussierung auf ihr Kompetenzerleben. Die Lehrsupervisorin bewertete diese Unsicherheit in einer für sie neuen Rolle als »normal«. Dieses Gefühl sei nachvollziehbar und zeige als Signal, dass sich ein Bedürfnis nach Sicherheit für diese neue Situation melde. Elisabeth wirkte durch diese Bemerkung sehr erleichtert und öffnete sich für den nächsten Schritt.

Die Lehrsupervisorin entwickelte gemeinsam mit Elisabeth aus der Auftragsklärung heraus eine passende analoge Methode: Mit einem Seil legte Elisabeth ihren beruflichen Weg und ausgewählte professionelle und persönliche Kompetenzen und Fähigkeiten. Diese sammelte sie dann in einer Kiste, die sie auf das Heute am Seil stellte. Außerdem ließ die Lehrsupervisorin Elisabeth mit einem kurzen Seil quer zum beruflichen Kompetenzseil eine Schwelle legen. Die Schwelle nannte sie »Von systemischer Beraterin zur Supervisorin«. Die Lehrsupervisorin ließ Elisabeth sich auf ihrem beruflichen Kompetenzseil direkt vor der Schwelle aufstellen. Dann fragte sie:

»Welche Gedanken kommen dir hier?«
»Welche Gefühle nimmst du hier wahr?«
»Welche Körperempfindungen nimmst du hier wahr?«
»Welche inneren Bilder kommen dir hier?«

Elisabeth antwortete: »Ich fühle mich einerseits stark und gut gerüstet mit all meinen bereits erworbenen Fähigkeiten. Andererseits mache ich mir Sorgen, dass ich als Supervisorin noch nicht genüge. Ich fühle mich unsicher und wackelig. Ich habe keinen festen Stand. Ich sehe mich als Neuling wie an meinem ersten Arbeitstag nach dem Studium.«

Auf die Frage der Lehrsupervisorin, was sie hindere, über diese Schwelle zu gehen, meinte Elisabeth, sie müsse die Kiste mit all ihren erworbenen Fähigkeiten mit über die Schwelle nehmen. Die Lehrsupervisorin bat sie, die Kiste aufzunehmen und über diese Schwelle zu gehen. Dann bat sie Elisabeth, diesen Schritt mehrmals zu wiederholen und schließlich auf dem Geschafft-Punkt stehenzubleiben. Auch hier wurde sie in ihrem inneren Suchprozess mit den gleichen Fragen wie oben angeleitet:

»Welche Gedanken kommen dir hier, wo du es geschafft hast, die Schwelle zu überschreiten?«

»Welche Gefühle nimmst du hier wahr?«
»Welche Körperempfindungen nimmst du hier wahr?«
»Welche inneren Bilder kommen dir hier?«

Elisabeth äußerte nun: »Hier fühle ich mich zuversichtlich. Ich fühle mich groß und bedeutsam. Mein Atem geht ruhig. Mein ganzer Körper fühlt sich entspannt an.« Als inneres Bild kam ihr ein Erfolgserlebnis aus ihrer Tätigkeit als systemische Beraterin und das damit verbundene Gefühl von Stolz. Ihr Körper richtete sich dabei von außen sichtbar auf. Die Lehrsupervisorin machte sie auf ihre Körperreaktion aufmerksam und verstärkte sie durch die wiederholte Beschreibung ihrer Beobachtung: aufrichten, sich groß fühlen, sich stolz fühlen. Nun bat sie Elisabeth, ihr gesamtes Erleben in sich aufzunehmen, gleichsam mit jeder Körperzelle aufzusaugen.

Daraufhin traten sowohl die Lehrsupervisorin als auch Elisabeth weg von der Seilarbeit auf eine sogenannte Metaposition. Von außen reflektierten sie den Prozess gemeinsam mithilfe folgender Fragen: »Wie ging es dir in diesem Prozess? Was möchtest du davon für dich mitnehmen? Wie kannst du dich in deiner ersten Supervisionssitzung daran erinnern, sodass es dich stärkt?« Elisabeth machte mit ihrem Handy ein Foto der Seile und der Kiste und nahm sich vor, es in ihre erste Sitzung mitzunehmen.

Diese letzte Frage kann im Sinne der Nachhaltigkeit sehr wichtig sein. Mit Hilfe eines Fotos kann sichergestellt werden, dass sich Elisabeth im richtigen Moment wieder mit ihrem Kompetenzerleben verbinden kann.

Zu einem späteren Zeitpunkt berichtete Elisabeth, dass sie sich kurz vorher noch einmal das Bild auf ihrem Handy ansah und ihre aufrechte Körperhaltung einnahm. So gerüstet lief die Sitzung für sie ideal, und sie erhielt ihren ersten Supervisionsauftrag.

Die Lehrsupervisorin hatte den Eindruck, Elisabeth sei innerlich um ein paar Zentimeter gewachsen. Elisabeth bestätigte diese Beobachtung voller Stolz.

Der Ressourcengarten

Eine komplexere Methode, das Körperwissen mit hypnosystemischer Herangehensweise zu utilisieren, ist das Arbeiten mit Bodenankern. Besonders gut bei Gesundheitsthemen eignet sich der Ressourcengarten. Ziel dieser Übung ist es, Ressourcen für die eigene Selbstfürsorge zu aktivieren. Sie verbindet analoge Methoden mit der Arbeit von inneren Anteilen (siehe Abbildung 7).

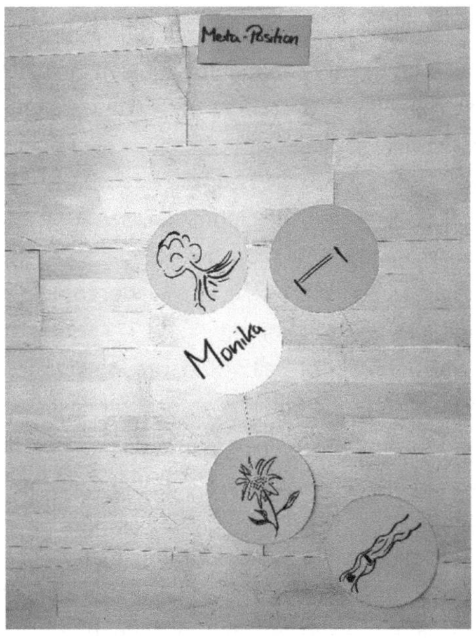

Abbildung 7: Ressourcengarten zur Selbstfürsorge

Diese Übung erfordert bereits etwas Erfahrung mit der Nutzung des Körperwissens und im Umgang mit analogen Methoden. Voraussetzung ist zudem die sichere Anwendung von innerer Teilearbeit. Auch hier werden ein langsamer und ruhiger Sprachduktus und Tranceinduktion verwendet. Gern können Sie der Anleitung und Trance in der Audiodatei folgen.

Ressourcengarten zur Selbstfürsorge

1. Wählen Sie fünf Kärtchen: zwei grüne jeweils für einen ressourcenvollen Anteil/eine ressourcenvolle Person, ein blaues für einen störenden/bremsenden Anteil, ein gelbes für die Ich-Ebene und ein weißes für die Metaposition/den Adlerblick.
2. Malen Sie Symbole für alle Anteile und für Ihr Ich auf die Moderationskarten. Lassen Sie die weiße Moderationskarte für die Metaposition/den Adlerblick frei.
   Welche ressourcenvollen Anteile oder Personen finden Sie für sich, die Ihnen dabei helfen, mehr auf sich zu achten? Welche haben sich bei Ihnen in früheren Situationen bereits gezeigt? Wie bzw. wofür sind diese für Sie immer wieder hilfreich? Anteile können z. B. sein: die weise Frau, die Realistin, der Visionär, die Mutige, der Neugierige, die Optimistin, der Vorsichtige ...
   Was ist ein störender Anteil von Ihnen, der möglicherweise immer wieder mal querschießt, sich in den Vordergrund drängt, dazwischenquatscht, zu nahe kommt ...
3. Stellen Sie sich vor, im Selbstfürsorge-Ressourcengarten/im inneren Selbstfürsorgekosmos zu sein, in dem alle individuellen Anteile zusammenkommen. Wo ist das und wie sieht es dort aus? Ist es in einem Garten, an einem Bachlauf, auf einer Waldlichtung ...?
4. Legen Sie zunächst das Symbol für Ihr Ich aus. Fügen Sie dann Ihre Symbole im Raum so hinzu, dass die Beziehung von Ihnen und zu den anderen Anteilen untereinander deutlich wird. Legen Sie außen, von wo aus Sie einen guten Überblick haben, noch die Metaposition hinzu.
5. Stellen Sie sich auf Ihr Ich und lassen Sie die verschiedenen Anteile/Personen von Ihnen miteinander ins Gespräch kommen, mit den Fragen: Wie sind diese für Sie bei der Selbstfürsorge hilfreich beziehungsweise hinderlich? Welchen Beitrag könnten sie in Zukunft verstärkt leisten?
6. Stellen Sie sich auf den ersten ressourcenvollen Anteil:

Welche Körperempfindungen spüren Sie hier? Welche körperlichen Impulse nehmen Sie wahr?
Welche Gefühle, inneren Bilder oder Gedanken tauchen hier auf? Speichern Sie all das von Ihrem Anteil, das Ihnen für Ihre Selbstfürsorge hilfreich sein kann. Verabschieden Sie sich von hier, in dem Wissen, dass Sie jederzeit hierher zurückkommen können.

7. Stellen Sie sich auf den zweiten ressourcenvollen Anteil:
   Welche Körperempfindungen spüren Sie hier? Welche Impulse? Welche inneren Bilder oder Gedanken tauchen hier auf?
   Speichern Sie wieder all das von Ihrem Anteil, das Ihnen für Ihre Selbstfürsorge hilfreich sein kann. Verabschieden Sie sich für den Moment, in dem Wissen, dass Sie jederzeit hierher zurückkommen können.
8. Stellen Sie sich nun auf Ihren hindernden Anteil:
   Was könnte sein Anliegen sein? Seine wohlwollende Absicht, sein guter Grund? Wobei möchte er Ihnen helfen? Dies könnte z. B. Schutz vor Überforderung sein, ein Wächter für Vorsicht, ein Signalgeber für mehr Langsamkeit oder Leichtigkeit oder dafür, dass Sie mehr auf sich achten, auf Ihre eigenen Bedürfnisse …
   Wie könnte er Sie in Zukunft angemessener unterstützen?
9. Stellen Sie sich wieder auf Ihr Ich:
   Was ist jetzt anders, bezogen auf die Kooperation Ihrer Anteile? Lassen Sie die verschiedenen Anteile miteinander ins Gespräch kommen, mit der Frage: Wie können sie gut miteinander kooperieren und Sie in einer der nächsten schwierigen Situationen hilfreich unterstützen, sodass Sie die Situation gut meistern? Bitten Sie alle um Zusammenarbeit, sodass sie alle für Sie in der bestimmten Situation hilfreich sind. Dazu können Sie, wenn es für Sie passt, einzelnen Anteilen einen anderen Platz im Raum geben. Was verändert sich dadurch?

Schließen Sie das Gespräch zunächst ab, mit dem Wissen, dass Sie jederzeit hierher zurückkommen und wieder Kontakt zu den

Anteilen aufnehmen können. Danken Sie allen Anteilen, dass sie da sind, sich zeigen und zusammenarbeiten wollen.

10. Treten Sie zum Abschluss aus Ihrem inneren Garten/Ihrer inneren Konferenz heraus und beobachten Sie von außen, von der Metaposition aus, von der Sie zu sich herüberschauen, was sich für Sie verändert hat und was Sie von dieser Übung für sich mitnehmen wollen.

Hinweise für die Anwendung mit Kund*innen: In dieser Übung geht es darum – und hoffentlich konnten Sie dies beim Hören des Ressourcengartens nachvollziehen – ressourcenvolle Anteile für ein bestimmtes Ziel zu assoziieren und damit für sich nutzbar zu machen. Das körperliche Einnehmen der Perspektive des Anteils ermöglicht es, seine positiven Hilfestellungen aufzunehmen. Der hindernde Anteil erhält oft eine Neubewertung. Manchmal ist *der Bremser, die Perfektionistin* oder Ähnliches ein Schutz oder Wächter für ein bedeutsames Bedürfnis. Mit dieser Art von neuer Bewertung kann er manchmal sogar eine sehr hilfreiche Rolle übernehmen. Diese Übung verdeutlicht immer wieder aufs Neue, wie wichtig es als Therapeut*in ist, auch die hindernden Pole einzubeziehen. Sie geben meist essenzielle Hinweise darauf, was ausgeblendet wird. Das Hindernde wird in der Regel nur als störend erlebt, und man versucht, es »wegzudrücken«. Dies gelingt aber auf Dauer nur sehr selten. Je mehr man Gefühle wie Angst loswerden will, desto stärker, größer oder verfestigter werden sie meistens. Darum gilt es in der hypnosystemischen Therapie, aus der Angst Nutzen zu ziehen, indem man nach dem guten Grund oder der Absicht fragt, wofür sie gut sein könnte oder wie sie in Zukunft hilfreicher zur Veränderung beitragen könnte. *Die Angst, die Perfektionistin* etc. wird eingesetzt, um die nötige Energie in Richtung Lösung und Veränderung zu lenken. Das Ich sieht das dahinterstehende Bedürfnis, sodass der hindernde Anteil nicht mehr um seine bewusste Wahrnehmung kämpfen muss.

Das Ich verschiebt die Bodenanker/ressourcenvollen Anteile nach der Einnahme der jeweiligen Perspektive. Dabei entsteht ein innerer Dialog, wie die inneren Anteile hilfreicher als bisher zusammenarbeiten können und welchen Platz sie dann auf der inneren Bühne einnehmen.

Die Motivation zur Veränderung steigt bei den meisten Personen. Sie sehen sich gestärkt, kraftvoller, kompetenter und klarer darüber, was sie verändern können. Die unwillkürlichen Prozesse werden mithilfe des Körpers zunächst bewusst gemacht, und eine hilfreiche Veränderungsrichtung wird initiiert. Die Umsetzung ist deutlich wahrscheinlicher, da das Körpererleben und gegebenenfalls das (innere) Bild im Alltag wieder hervorgerufen werden kann.

Bei allen somatischen Übungen oder analogen Methoden im Raum geht es darum, das Körperwissen dessen, was mir guttut oder was mir in der Vergangenheit gutgetan hätte, bewusst wahrzunehmen und für Veränderung zu utilisieren. Der Zugang zu diesem intuitiven Wissen und den verdeckten Bedürfnissen ist in spezifischen Kontexten verloren gegangen. Die Aufgabe der Therapeut*innen ist es, dabei behilflich zu sein, diesen Zugang in den als problematisch erlebten Kontexten wiederherzustellen. Außerdem ist es wichtig, die Wahlmöglichkeiten der Klient*innen in ihren Reaktionen auf diese Situation zu erhöhen. Die Wahrnehmung der Körperempfindungen kann durch eigenständige Übung oder mithilfe des*der Therapeut*in geschärft werden und somit wieder dem Bewusstsein zugänglich gemacht werden.

Anstatt gewohnheitsmäßig alte affektmotorische Schemata oder Gedanken-Gefühl-Körper-Muster zu verwenden, kann es für die eigene persönliche Entwicklung hilfreich sein, Möglichkeiten der körperlichen Abgrenzung, der Zentrierung, der Erdung, der Verwurzelung oder des »Im-Fluss-Seins« für sich ganz individuell zu erarbeiten. Denken Sie beim Finden neuer Muster dabei nicht nach, sondern vertrauen Sie Ihrem Körper!

Auf den Punkt gebracht

Denken, Fühlen, Körper und Handeln sind nicht voneinander getrennt zu betrachten. Sie stehen in enger Wechselwirkung zueinander. Das Körperwissen für Veränderung zu utilisieren, ist somit eine hilfreiche Voraussetzung für ganzheitliches Arbeiten in hypnosystemischer Beratung. Es unterstützt einerseits maßgeblich die Veränderungsmotivation der Kund*innen. Andererseits bleibt diese Form der Arbeit den Kund*innen meist sehr einprägsam im Gedächtnis und steigert somit die Nachhaltigkeit von Veränderungsimpulsen.

Die verschiedenen Formen der Einbeziehung des Körpers bereichern den Beratungsprozess. Da Kund*innen durch diese Form der Arbeit häufig eine höhere Kooperations- und Veränderungsbereitschaft zeigen, wirkt dies wiederum auf das eigene Erfolgsgefühl und damit die Zufriedenheit in der fachlichen Beziehung. Die Fokussierung auf Bedürfnisse und Kompetenzerleben färbt auch auf die eigene Person des Beraters bzw. der Beraterin ab. So bleiben die Freude an der Arbeit und die Arbeitsfähigkeit länger erhalten.

Viertes Kapitel: Mit Mentaltraining und Selbsthypnose innere Blockaden auflösen

Bestimmt ist es Ihnen schon einmal so ergangen wie Manu und Lydia:

Manu ist bereits zweimal durch die mündliche Prüfung gefallen. Obwohl er fleißig gelernt hat, sich den Inhalten und der Ausbildung zum Kfz-Meister durchaus gewachsen fühlt und sich ausreichend Zeit nimmt, um sich vorzubereiten, leidet er während der mündlichen Prüfung unter einem sogenannten Blackout. Er fühlt sich hilflos.

Lydia will schon lange aufhören zu rauchen. Sie weiß, dass ihr Risiko, an Krebs zu erkranken, als Raucherin sehr groß ist, und sie weiß auch, dass ihre Lebenserwartung als Raucherin um einige Jahre geringer ist. Lydia hängt am Leben, trotzdem ist es ihr bislang nicht gelungen, mit dem Rauchen aufzuhören.

Rein rational können sich Manu und Lydia nicht erklären, warum sie ihr Verhalten nicht ändern beziehungsweise beeinflussen können. Manu weiß, dass es eigentlich keinen Grund zur Panik gibt, weil er ja genügend gelernt hat, und Lydia weiß, dass sie mit dem Rauchen aufhören muss, wenn sie ihre Gesundheit nicht gefährden will. Was rational betrachtet unlogisch erscheint, ist hypnosystemisch betrachtet durchaus logisch: Sowohl bei Manu als auch bei Lydia sorgen unbewusste Motive und Zusammenhänge dafür, dass sie ihre Ziele, die Angst vor der Prüfung zu überwinden beziehungsweise mit dem Rauchen aufzuhören, auf der kognitiven Ebene nicht umsetzen können. Da ist noch irgendetwas anderes, eine innere Blockade, die beide daran hindert, ihr Verhalten zu ändern. Bei Lydia kommt noch hinzu, dass eine körperliche und psychische Abhängigkeit im Spiel ist und sie deshalb ihr Suchtverhalten bekämpfen wird.

In diesem Kapitel geht es um Methoden des mentalen Trainings und der Selbsthypnose. Ich zeige Ihnen, wie Sie als Therapeut*in oder Berater*in beide Ansätze in Ihr hypnosystemisches Konzept integrieren können. Mentales Training und Selbsthypnose haben sich in der hypnosystemischen Beratung und Therapie bewährt, um unbewusste Blockaden und Widerstände sowie unerklärliche Ängste zu überwinden (siehe auch Ich- und Es-Prozesse im ersten Kapitel). Die Behandlung von Angststörungen und Traumata, die Ängste auslösen, eignet sich jedoch nur zum Teil für die Selbsthypnose, da hier spezielle psychotherapeutische Herangehensweisen erforderlich sind. Aber auch hier können Übungen zur Selbsthypnose in Absprache mit dem*der behandelnden Psychotherapeut*in begleitend eingesetzt werden. Doch zunächst einmal erkläre ich, was mit Mentaltraining und Selbsthypnose gemeint ist.

Mentaltraining und Selbsthypnose: die Kunst des bewussten Fokussierens

Das Mentaltraining ist aus dem Sport bekannt. Es bezeichnet Trainings- beziehungsweise Lernprogramme, die Sportler*innen dabei unterstützen, ihre Ziele zu erreichen.

Was ist mentales Training?

Beim *mentalen Training* wird mithilfe der Vorstellungskraft trainiert. Sportler*innen beispielsweise stellen sich Bewegungsabläufe vor und versuchen, einen idealen Bewegungsablauf *zu imaginieren* (Mayer u. Hermann, 2015).

So trainiert der Skispringer den idealen konkreten Bewegungsablauf vom Start über den Absprung, die Flugphase bis zur Landung. Die Vorstellung umfasst dabei sowohl die visuelle, akustische, gustatorische und olfaktorische Wahrnehmungsebene als auch die kinästhetische Ebene, also die Wahrnehmungsprozesse im Körper. Es wird zwischen der *Prozessimagination*, also der Vorstellung des Bewegungsablaufes beim Sport, und der *Zielimagination*, der Vorstellung, wie man sein Ziel erreicht hat, unterschieden.

Imaginationsprozesse sind etwas ganz Natürliches. Jede*r kennt das: Wir stellen uns vor, wie eine Rede, die wir vor vielen Leuten halten, schiefläuft, weil wir beginnen zu stottern und zu schwitzen. Oder wir stellen uns vor, wie etwas Schlimmes passiert, z. B. wie unser*e Ehepartner*in uns verlässt, weil er*sie eine andere Person liebt. Meistens stellen wir uns Schlimmes vor. Deshalb kann mentales Training und Selbsthypnose helfen, sich auf erfolgreiche Prozesse oder Ziele zu konzentrieren. Genau hier liegt der Vorteil des mentalen Trainings: Man konzentriert sich bewusst auf den Erfolg, auf das Gelingen und bezieht Aspekte ein, die bereits zum eigenen Erfahrungsschatz gehören und gezielt in das positive Imaginationsbild integriert werden.

Was ist Selbsthypnose?

Selbsthypnose unterscheidet sich vom mentalen Training dadurch, dass ein Trancezustand initiiert wird, in dem ähnlich wie beim mentalen Training Zielzustände oder zielfördernde Verhaltensweisen imaginiert werden.

Wie unterscheiden sich Hypnose und Selbsthypnose?

»Hypnose ist ein geistiger Zustand, in dem man viel stärker auf Suggestionen reagiert als unter normalen Bedingungen. Im Zustand der hypnotischen Trance wird die Kraft der bewussten Kritik unterdrückt. Der Fokus der Aufmerksamkeit ist eingeschränkt und der Grad der

> Konzentration auf einen bestimmten Punkt ist viel höher als im Wachzustand. So können Suggestionen direkt an das Unbewusste gerichtet werden. Jede Hypnose ist Selbsthypnose. Ein Hypnotherapeut kann eine Trance einleiten, die Kontrolle über die Trance hat jedoch immer der Klient selbst« (Alman u. Lambrou, 2019, S. 30).

Brian Alman und Peter Lambrou sehen also jede Hypnose als Selbsthypnose, mit dem Unterschied, dass sich der*die Klient*in im Rahmen der Selbsthypnose ähnlich wie beim mentalen Training auf der Grundlage eines systematischen Vorgehens (Trainingsplan) selbst anleitet. Der wesentliche Unterschied zwischen Selbsthypnose und Hypnose liegt darin, dass der Trancezustand in der Selbsthypnose tiefer sein kann als beim mentalen Training. Letzteres ist eher ein stark konzentrierter Zustand, der in Anforderungssituationen (sportlicher Wettkampf oder Vortrag) herbeigeführt wird. Darüber hinaus besteht das mentale Training oft aus sehr strukturierten Trainingsplänen, die ähnlich wie beim physischen Training strukturiert und planmäßig umgesetzt werden. Selbsthypnoseübungen sollen zwar auch regelmäßig durchgeführt werden, aber weniger strikt als beim mentalen Training. Doch die Grenzen sind fließend, der Unterschied ist vielmehr kontextbezogen. Während im Sport oder in der Wirtschaft lieber von mentalem Training gesprochen wird, nutzen therapeutisch arbeitende Berater*innen oft das Wort *Selbsthypnose.*

Auch die Selbsthypnose unterscheidet zwischen der prozess-, handlungs- und zielorientierten Vorstellung. Bei einer prozessorientierten Vorstellung stellt sich z. B. ein*e Patient*in den Heilungsprozess im Körper ganz konkret vor. Dann sind die weißen Blutkörperchen vielleicht Polizisten, die Viren jagen und erschießen. Bei den zielorientierten Ergebnisvorstellungen stellt man sich vor, wie man sich fühlt oder wie man aussieht, wenn man das Ziel erreicht hat, z. B. den Moment, in dem die Angst auslösende Situation überwunden ist und die wachsende Entspannung im Körper genießt.

Beispiele für Ziel- und Prozessimaginationen:

- »Ich stelle mir vor, wie ich im Bett liege und tief schlafe« (Zielimagination).
- »Ich stelle mir vor, wie ich bei Kontakt mit Allergenen tief durchatme« (Zielimagination).
- »Ich stelle mir vor, wie ich auf einer Party rauchfrei und entspannt bin« (Zielimagination).
- »Ich stelle mir vor, wie ich einen unsichtbaren Schutzanzug trage, der die Allergene abwehrt« (Prozessimagination).
- »Ich stelle mir vor, wie ich kleine Portionen esse und satt vom Tisch aufstehe, obwohl noch Reste auf dem Teller liegen« (Prozessimagination).

Mit visuellen, akustischen, kinästhetischen, olfaktorischen oder gustatorischen Vorstellungen aktivieren wir auch unsere Emotionen und Wahrnehmungen, jedoch nicht als besonders sensationelles Ereignis, sondern im Sinne sensorischer Vorstellungen. Wenn wir beispielsweise die Augen schließen und uns unser Lieblingsessen vorstellen, kann diese Vorstellung so intensiv sein, dass uns das Wasser im Mund zusammenläuft. Gerüche können Erinnerungen an Kindheitserinnerungen auslösen, die wiederum entweder als positiv oder als negativ bewertet werden. So können spontan Gefühle wie Trauer oder Liebe hervorgerufen werden. Jeder Mensch aktiviert Vorstellungen vorzugsweise auf unterschiedlichen Sinneskanälen. Die meisten Menschen nutzen den visuellen Kanal. Die folgende Übung hilft, die eigene Vorstellungskraft zu trainieren. Sie bereitet auf das mentale Training oder die Selbsthypnose vor.

Aufwärmübung für das mentale Training

1. Betrachten Sie eine der geometrischen Figuren (Quadrat, Kreis, Dreieck oder eine ähnliche Figur). Schließen Sie dann Ihre Augen und stellen Sie sich die Figur vor:

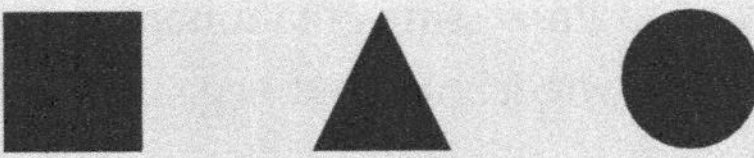

2. Untersuchen Sie nur kurz einen dreidimensionalen Gegenstand wie z. B. eine Orange, ein Glas Wasser oder eine Lampe. Schließen Sie wieder die Augen und stellen Sie sich den Gegenstand vor.
3. Stellen Sie sich ein Klassenzimmer aus Ihrer Schulzeit vor.
4. Visualisieren Sie Ihr Haus oder Ihre Wohnung. Gehen Sie von Zimmer zu Zimmer.
5. Visualisieren Sie einen Menschen, den Sie kennen.
6. Stellen Sie sich Ihr Spiegelbild vor.

Üben Sie einen Monat lang einmal täglich. Erweitern Sie diese Übungen mit anderen Orten und Gegenständen. Personifizieren Sie Ihre eigenen Vorstellungen, indem Sie sie an Erinnerungen und Erfahrungen knüpfen, z. B. an Erinnerungen und Erfahrungen von Schwere, Leichtigkeit, Kälte und Wärme.

Selbsthypnoseübungen anwenden

Selbsthypnose braucht Übung, was das Ausprobieren sowohl in der Praxis als auch im eigenen Alltag angeht. Im letzteren Fall vereinbaren Sie am besten regelmäßig Termine mit sich selbst und organisieren ein festes Ritual. All dies hilft, um sich selbst und den eigenen unbewussten Prozessen einen Lern- und Veränderungsrahmen zu schaffen.

Das Kernstück der Selbsthypnose, die Imaginationen beziehungsweise Affirmationen, erarbeiten Sie in Ihren Therapie- oder Beratungssitzungen vorab gemeinsam mit Ihren Klient*innen, um den individuellen Veränderungsprozess optimal zu unterstützen – vor der Selbstanwendung können Sie sich idealerweise diesbezüglich ebenfalls Unterstützung holen. Die folgende Anleitung kann sowohl für Sie als auch für Ihre Arbeit mit Klient*innen nützlich sein.

Was ist eine Affirmation?

Eine Affirmation im psychologischen Sinn ist eine Form der Selbstverbalisation. Es handelt sich um positive Botschaften an das eigene Selbst, die dazu dienen, sich Mut zu machen oder sich selbst zu stärken. Beispiel: »Das schaffst du« oder »so wie du bist, bist du perfekt«.

- *Vorbereitung:* Übungen zur Verbesserung der Vorstellungskraft unterstützen den Erfolg der Selbsthypnoseübungen (siehe Übung oben, auch als Audiodatei). Klare verhaltens- und situationsbezogene Ziele fokussieren die Aufmerksamkeit auf die gewünschten Veränderungen. Lieber kleine Schritte formulieren als zu anspruchsvolle Ziele, die schwer umsetzbar sind.
- *Rahmenbedingungen:* Suchen Sie sich einen ruhigen, geschützten Ort, an dem Sie regelmäßig üben können.
- Ein fester *Zeitrahmen* ist hilfreich, zu Beginn vielleicht 15–20 Minuten. Später, wenn Sie geübter sind, brauchen Sie vielleicht nur noch fünf Minuten.
- Lieber entspannt sitzen als liegen, um das Einschlafen zu vermeiden. Die Augen geöffnet oder geschlossen lassen. Bei geöffneten Augen ist es hilfreich, einen Punkt zu fixieren.
- Eine Selbsthypnoseübung beginnt oft mit einer Entspannungstechnik: die progressive Muskelentspannung (z. B. nach Jacobson) oder eine Atementspannung bereitet die Selbsthypnoseeinheit vor (siehe Audiodatei »Atementspannung«).
- Nun erfolgt die Konzentration auf die ruhige Atmung. Alternativ fixieren Sie einen Punkt in circa einem Meter Entfernung. Bei geschlossenen oder geöffneten Augen wird ein Zielbild oder der gewünschte Zielprozess imaginiert. Jetzt können Übungen, die in der hypnosystemischen Beratungsstunde erarbeitet wurden, durchgeführt werden (siehe z. B. Audiodatei »Begegnung mit dem rauchfreien Selbst«).

Atementspannung zu Beginn der Selbsthypnose
Schließen Sie die Augen. Beim nächsten Einatmen durch die Nase zählen Sie (in Gedanken) bis drei.
Atmen Sie nun doppelt so lange aus, wie Sie eingeatmet haben, und zählen Sie in Gedanken bis sechs. Atmen Sie entweder durch den Mund oder durch die Nase aus. Halten Sie nun den Atem an und zählen Sie in Gedanken bis drei. Nun beginnen Sie von vorne und atmen wieder durch die Nase ein (wieder bis drei zählen).

Durch das lange Ausatmen vertieft sich beim Einatmen automatisch die Atmung. Dadurch wird das parasympathische Nervensystem aktiviert. Dieser Teil unseres autonomen Nervensystems wirkt entstressend und beruhigend. Führen Sie diese Atemübung eine bis zwei Minuten lang durch. Sie können dabei auch den Timer Ihres Smartphones anstellen, um einen gewünschten Zeitrahmen einzuhalten.

Der Leitfaden zur Selbsthypnose und auch das Mentaltraining sollten vorab im Rahmen der hypnosystemischen Beratung oder Therapie ausführlich gemeinsam besprochen werden. Die Übungen und Imaginationen lassen sich in der Sitzung aufzeichnen, sodass die Klient*innen sie als Audiodatei zu Hause nutzen können. Auch Affirmationen, die in der hypnosystemischen Sitzung erarbeitet wurden, können in den Alltag integriert werden, um den gewünschten Veränderungsprozess voranzutreiben.

Selbsthypnoseübungen und Mentaltraining in der hypnosystemischen Beratung anleiten

Viele Berater*innen wissen aus Erfahrung, dass die größten Veränderungsfortschritte nicht *in,* sondern *zwischen* den Sitzungen passieren. Deshalb arbeiten viele therapeutische Schulen (vor allem die Verhaltenstherapie und die systemische Therapie) mit sogenannten Hausaufgaben oder Beobachtungsaufgaben. Selbsthypnoseübungen und Mentaltraining können auf eine ähnliche Art und Weise in die hypnosystemische Beratung integriert werden. Das könnte folgendermaßen aussehen:

- Berater*in und Klient*in erarbeiten zu Beginn des Beratungsprozesses das Veränderungsziel.
- In einer gemeinsamen Sitzung werden eine oder auch mehrere individuelle Selbsthypnoseübungen oder ein Mentaltrainingsplan erarbeitet.
- Der*die Klient*in setzt diesen Plan zu Hause um und bringt seine*ihre Erfahrungen mit den Ergebnissen dieser Übungen in die Beratung ein.
- Je nachdem, wie die Erfahrungen mit der Umsetzung des Plans oder der Übungen aussehen, werden die Übungen beziehungsweise der Plan angepasst. Es ist auch möglich, dass ein komplett neuer Plan erarbeitet werden muss, sollte die Umsetzung nicht funktionieren. In einigen wenigen Fällen kann sich auch herausstellen, dass der*die Klient*in die Übungen gar nicht umsetzen kann. Dann muss eine Alternative zur Intervention mit Selbsthypnose beziehungsweise Mentaltraining gesucht werden.
- Die Ergebnisse und Erfolge der Übungen werden in den Sitzungen regelmäßig besprochen und mit weiteren Themen und Zielen der Beratung/Therapie verzahnt.

Die folgenden Beispiele »Prüfungsangst« und »Rauchfrei werden« zeigen, wie das konkrete Vorgehen mit Selbsthypnoseübungen und Mentaltraining aussehen kann.

Prüfungsängste mit mentalem Training überwinden

Viele Menschen leiden unter Prüfungs- und Redeängsten. Nicht selten gab es in ihrer Biografie eine unangenehme Schlüsselsituation, die anschließend unbewusst verstärkt wurde. Prüfungsängste können jedoch überwunden werden, ohne die Ursache oder die Schlüsselsituation zu kennen. Im Rahmen der psychotherapeutischen Arbeit treten Prüfungs- und Redeängste übrigens oft im Zusammenhang mit der Diagnose Angststörung (F41) auf. Bei der Bewältigung von Prüfungs- und Redeängsten hilft ein ressourcenorientiertes Vorgehen, um gemeinsam mit den Klient*innen eine Strategie zur Bewältigung der Situation zu erarbeiten. Das folgende Beispiel zeigt, wie im Rahmen einer hypnosystemischen Beratung individuelle Bewältigungsressourcen genutzt werden können, um einen mentalen Trainingsplan zu erarbeiten.

Manu erarbeitet mit seiner hyposystemischen Beraterin einen mentalen Trainingsplan, um für die dritte und letzte Prüfungsmöglichkeit sein Angstniveau so gering wie möglich halten zu können. Um möglichst ressourcenorientiert vorzugehen, hat die Beraterin zunächst eine andere Anforderungssituation in Manus Leben gesucht, in der es ihm anders als in der Prüfung gut gelungen ist, mit Aufregung und Stress umzugehen. Manu hat sich an seine Zeit als Tennisprofi erinnert. Vor Wettkämpfen saß er oft am Spielfeldrand, den Oberkörper nach unten gebeugt, ein Handtuch über dem Kopf, um von der Außenwelt abgeschirmt zu sein und die Gedanken nur auf die kommende Situation zu fokussieren. Manu erinnert sich, dass dieses Ritual ihm gutgetan hat, er konnte sich sowohl ein wenig entspannen als auch auf den Wettkampf konzentrieren. Im Rahmen einer Trance werden diese Ressourcensituationen aktiviert und einzelne Elemente hervorgehoben, die seine Selbstwirksamkeitsüberzeugung verstärken.

Folgender Trainingsplan wird erarbeitet und sechs Wochen vor der Prüfung regelmäßig geübt:

1. Manu erlernt eine Atementspannungsübung, die er täglich praktiziert.
2. Er übt dreimal vor der Prüfung den Ablauf ein: Aufstehen, mit seiner Frau frühstücken, seine Frau fährt ihn zur Prüfung. Bevor er ins Gebäude geht, setzt er sich vor dem Gebäude auf eine Bank und macht seine Atemübung, dann geht er ins Gebäude und nimmt sich vor dem Prüfungsraum wieder Zeit für eine Atemübung. Dann setzt

er sich in den Vorraum und reaktiviert die Ressourcenhaltung aus dem Tennis. Er setzt sich wieder breitbeinig, den Oberkörper auf die Oberschenkel lehnend, Blick nach unten auf den Fußboden, die Augen geschlossen vor den Prüfungsraum.
3. Er spricht mit den Prüfern, informiert sie über seine Ängste und bittet um Erlaubnis, den »Parcours« vorab abgehen zu dürfen.
4. Zwei Tage vor der Prüfung hört er auf zu lernen und konzentriert sich nur noch auf seinen mentalen Trainingsplan.

Manus Ziel ist, seine Ängste während der Prüfung auf einer Skala von neun bis zehn auf sechs bis sieben zu reduzieren. Er will nur bestehen, es muss keine gute Note sein.

Am Tag der Prüfung ist er aufgeregt. Er hält sich an seinen Ablaufplan, macht zwei Atementspannungsübungen und seine Tennis-Ressourcenhaltung. Während der Prüfung hat er einen kurzen Moment, in dem der Blackout wieder droht. Er konzentriert sich auf seinen Atem und kann die Angst überwinden. Er besteht mit der Note »gut«.

🔊 In Sicherheit

Suchen Sie Ihren gewohnten Ort für Selbsthypnoseübungen auf. Nehmen Sie sich Zeit, in Ruhe anzukommen. Ich lade Sie ein, sich auf Ihren Atem zu konzentrieren. Spüren Sie nach, wie Ihr Atem fließt. Atmen Sie bewusst ein und aus, und erlauben Sie sich, mit dem nächsten Ausatmen etwas mehr loszulassen … um wahrzunehmen, welcher Rhythmus von Ein- und Ausatmen jetzt für Sie angenehm ist … und mehr und mehr mit dem Rhythmus, ein- und auszuatmen, auf den Körper einzulassen … und mehr und mehr darauf zu vertrauen, dass Ihr Körper Orte kennt, dass Ihr Körperwissen weiß, wo es Orte im Innern gibt, wo Sie sich sicher fühlen … und Sie mithilfe des Körperwissens jederzeit eine innere Tür öffnen können, wo Sie sich sicher fühlen … geschützt sind … Störendes, Beängstigendes außen vor zu lassen, weil Sie diesen sicheren Ort betreten können … der Sie abschirmt von allem, was Sie jetzt außen vor lassen möchten … so wie einen ungebetenen Gast, den man nicht zur Tür hereinlässt, sodass er irgendwann wieder geht, weil er weiß, er ist nicht erwünscht … und Sie diesen sicheren Ort für sich nutzen können, um innere Ruhe und innere Kraft zu finden … seien Sie mal neugierig, wie dieser Ort aussieht, der nur für Sie da ist … und Sie sich sicher und geborgen fühlen … ein Ort, den Sie gut kennen, auch wenn es Ihnen nicht immer bewusst ist … den Sie jetzt Schritt für Schritt erreichen … und Sie spüren, wie angenehm es ist, für sich selbst zu sorgen und da zu sein … und mal wahrzunehmen, was Sie jetzt sehen können … was Sie jetzt vielleicht hören können … was Sie jetzt vielleicht riechen können … vielleicht sind Sie jetzt in einem Raum oder in der Natur, vielleicht am Meer oder in einem schönen Waldstück … vielleicht in den Bergen … wo auch immer Sie jetzt sind, lade ich Sie ein, wahrzunehmen, wie dieser Ort oder Raum Ihnen Sicherheit spendet … und wie Sie mehr und mehr körperlich spüren können, dass diese Sicherheit Sie trägt … und wenn Sie jetzt von diesem sicheren Ort getragen werden, dann nehmen Sie wahr, was Sie jetzt hören können, was so angenehm ist … vielleicht das leise Rauschen des Windes oder leise Stimmen oder Geräusche aus der Natur oder Musik … und vielleicht gibt es auch etwas, was Sie jetzt riechen können … einen besonderen Duft … von Pflanzen, von Bäumen, vielleicht können Sie den Wind riechen … spüren Sie nach, wie angenehm warm es jetzt ist und wie Sie die Temperatur auf der Haut spüren können, vielleicht einen Windhauch … und erlauben Sie sich, nachzuspüren, wie sich das anfühlt … wenn Sie jetzt spüren können, wie Sie aufgehoben sind … vielleicht verbunden mit anderen schönen Gefühlen … verbunden mit sich selbst … mit eigenen stärkenden Anteilen von Ihnen selbst, die Ihnen Kraft und Sicherheit geben … vielleicht verbunden mit anderen Personen, die Ihnen guttun und an die Sie jetzt denken … verbunden mit etwas Höherem, etwas Spirituellem … und Sie jetzt mit all dem, was Sie stärkt und Ihnen Sicherheit gibt, in eine besondere Verbindung treten können … und

Sie sich jetzt noch mal die Zeit nehmen, tief einzuatmen und aufzunehmen, was Sie jetzt wahrnehmen können an Stärkung und Sicherheit … an positiver Energie, vielleicht wie ein Akku, der sich langsam auflädt … und dann schauen Sie sich noch einmal um, den Raum oder Ort, an dem Sie jetzt sind … wenn Sie möchten, machen Sie ein inneres Foto, das Sie abspeichern, um es immer dann, wenn ein Moment der Unsicherheit kommt, sich wieder vor Augen zu führen und genau zu wissen, da ist dieses Körperwissen und dieser Ort, an dem Sie voll und ganz sicher sind … und dann nehmen Sie jetzt drei tiefe Atemzüge … und dann kommen Sie ganz langsam, in Ihrem Rhythmus … hier wieder in den Raum zurück …

Endlich rauchfrei mit Selbsthypnoseübungen

Übungen zur Selbsthypnose können Menschen sehr gut dabei unterstützen, den manchmal steinigen Weg zum rauchfreien Selbst zu finden. Nichtraucher*in zu werden ist nicht ganz leicht, vor allem dann, wenn man schon jahrelang und sehr viel raucht. Viele brauchen mehrere Versuche, bis sie erfolgreich sind. Mit dem folgenden Beispiel zeige ich, wie Selbsthypnoseübungen eingesetzt werden können.

Lydia hatte schon mal versucht, mit dem Rauchen aufzuhören. Neun Monate lang hat sie durchgehalten, doch dann griff sie wieder zur Zigarette. Jetzt endlich will sie dauerhaft Nichtraucherin werden. Es stört sie schon lange, dass sie immer ein bisschen nach Rauch riecht – die Finger, die Klamotten. Und auch ihren Mann stört es. Er sagt zwar nichts, aber sie spürt es, wenn sie nach der Zigarette auf dem Balkon wieder auf dem Sofa Platz nimmt und er von ihr abrückt. Im Rahmen eines Selbsthypnoseprogramms will sie es jetzt noch einmal versuchen.

Kognitiv betrachtet wissen die meisten Raucher*innen, dass Nikotin gesundheitsschädlich ist. Sie rauchen trotzdem, weil andere, teils unbewusste Bedürfnisse stärker sind als das Bedürfnis, gesund zu bleiben und eine Krebserkrankung zu verhindern. Ein hypnosystemisches Vorgehen mit Selbsthypnoseübungen kann helfen, die unbewussten Motive des Rauchens beziehungsweise des Nichtrauchens neu zu steuern. Sich dieser unbewussten Motive bewusst zu werden und zu lernen, sie anders als mit der Zigarette zu befriedigen, steht im Vordergrund der Arbeit mit Selbsthypnose.

Die Selbsthypnoseübungen werden am besten im Rahmen einer hypnosystemischen Beratung oder Therapie individuell erarbeitet. Es ist nicht möglich, den Prozess der Selbsthypnose ohne Fachwissen zu unbewussten Motiven und passenden Imaginations- und Tranceübungen selbst zu steuern. Diejenigen, die jedoch selbst hypnosystemisch arbeiten, können vermutlich ihr eigenes Selbsthypnoseprogramm erstellen und durchführen. Die anderen gehen zu hyposystemischen Expert*innen und erarbeiten in einem *ersten Schritt* das typische Rauchverhalten. Diese Analyse hilft, sich unbewusster zentraler Motive bewusst zu werden.

Lydia hatte als Jugendliche angefangen zu rauchen. Damals wollte sie zu einer bestimmten Clique gehören. Es war einfach cool, zu rauchen. Sie wollte besonders sein und selbstbewusst auftreten. Später im Job wurde die Zigarette zum Ritual der Pause. Erst mal eine rauchen bedeutete, erst mal eine Pause zu machen und durchzuatmen. Die Zigarette hilft ihr heute noch, Stress abzubauen. Ums Coolsein geht es ihr nicht mehr, im Gegenteil, ihre Freund*innen und Kolleg*innen finden es eher uncool, dass sie raucht. Sie sagt, wenn sie es schaffen würde, aufzuhören, würde sie in ihrem sozialen Umfeld besser dastehen als jetzt, sie würde sich selbst und anderen beweisen, wie charakterstark und diszipliniert sie sein kann.

Der *zweite Schritt* besteht darin, dass Lydia ihr Ziel, rauchfrei zu werden, klar formuliert. Jetzt können die Motive des Rauchens genutzt werden, um neue, gesundheitsfördernde Ziele zu formulieren. Auch dieser Beratungsschritt erfolgt gemeinsam in der Beratungspraxis.

- Lydia will sich frei vom Zwang fühlen, rauchen zu müssen. Sie will sich selbstbestimmter fühlen, wenn sie nicht mehr raucht.
- Lydia will ihre Kondition beim Laufen wieder verbessern.
- Lydia will besser schlafen können.
- Sie will die Anerkennung ihres sozialen Umfelds, ihres Mannes, ihrer Freund*innen und Kolleg*innen gewinnen.

Im Rahmen der Zielformulierung konnte sie die Anerkennung ihres sozialen Umfelds aufgreifen. So wird das ehemalige Motiv, mit dem Rauchen zu beginnen, jetzt zum Ziel des Rauchfrei-Werdens.

Der *dritte Schritt* besteht darin, die eigene Symbolik, die persönlichen Metaphern, die im Rahmen der Zielformulierung und der Motive, rauchfrei zu werden, benannt werden können, deutlicher in den Fokus zu rücken. Oft geht es darum, sich freier oder gesünder zu fühlen. Jeder Mensch hat für diese Motive und Ziele seine ureigenste Bildwelt. Diese innere Landkarte der Wünsche, Motive und Bedürfnisse kann für die Selbsthypnoseübungen genutzt werden.

In der hypnosystemischen Beratungspraxis wird diese innere Landkarte erarbeitet. Dazu leitet der*die Berater*in eine Trance an, um individuelle Schlüsselwörter, Symbole und Metaphern kennenzulernen. Diese Trancen können als Audiodatei aufgenommen und dem*der Kund*in für die Übung zu Hause zur Verfügung gestellt werden.

Begegnung mit dem rauchfreien Selbst

Ich möchte Sie jetzt einladen, sich in den nächsten Minuten Zeit zu nehmen, um nach innen zu gehen und den Teil von sich selbst kennenzulernen, der frei ist … frei vom Rauchzwang, frei und unabhängig, sich für die eigene Gesundheit und für ein freies, gesundes Leben zu entscheiden … und wenn Sie jetzt die äußeren Augen schließen, öffnen sich die inneren Augen … um sich ganz langsam Schritt für Schritt auf den Weg zu machen, bereit zu sein für die Begegnung mit dem freien Selbst … in eine Zukunft, in der Sie sich frei fühlen ... frei von Zwängen ... wo Sie entspannter und freier das Leben leben können, das Sie leben möchten ... und der Atem fließt ein und aus ... ganz leicht ... ganz einfach ... wie von selbst ... und Sie spüren, dass manche Veränderungen ganz leicht sind ... Sie gehen Ihren Weg und fühlen sich leichter und leichter ... mit jedem Schritt in die Zukunft lassen Sie mehr und mehr los von Beschränkungen, von Zwängen, von Zwängen, die Sie einengen, die aber früher hilfreich waren ... und Sie sehen, dass sie Sie jetzt einengen ... seien Sie neugierig, was Sie auf dem Weg in die rauchfreie Zukunft wahrnehmen ... was können Sie sehen ... was können Sie riechen ... was können Sie spüren ... und Sie bereiten sich langsam darauf vor, dem rauchfreien Selbst zu begegnen ... und seien Sie mal neugierig, welches Bild Ihnen Ihr Unbewusstes schickt ... vielleicht können Sie jetzt etwas erkennen ... eine Person, auf die Sie näher zugehen ... wie sieht diese Person aus ... was hat sie an ... wie weit sind Sie von ihr entfernt ... wie fühlt es sich an, Schritt für Schritt näher auf das rauchfreie Selbst zuzugehen ... und jetzt fällt Ihnen ein, welchen Namen diese Person hat ... Sie sehen, wie sie sich bewegt ... wie fühlt es sich für Sie an, das so wahrzunehmen ... sich dieser freien Person immer mehr zu nähern ... und wie nah sind Sie jetzt an Sie herangetreten ... möchten Sie sie berühren ... wie reagiert sie ... lächelt sie ... möchten Sie ihr etwas sagen ... mit Namen ansprechen ... vielleicht möchte diese Person Ihnen etwas sagen, etwas mitgeben ... eine Botschaft ... und dann lassen Sie sich Zeit, diesen Moment zu genießen ... wahrzunehmen ... zu spüren, wie es Ihnen jetzt geht ... Gefühle wahrzunehmen ... sich zu fragen, was möchte ich ändern ... was sind meine Bedürfnisse ... und wenn Sie so weit sind, verabschieden Sie sich von der Person ... gehen Sie ganz langsam, Schritt für Schritt zurück ... den Weg, den Sie gekommen sind ... und mit den nächsten drei Atemzügen kommen Sie ganz langsam ... in Ihrem Rhythmus ... in diesen Raum zurück.

Jetzt können die Selbsthypnoseübungen beginnen (siehe Anleitung zur Selbsthypnose oben). Täglich angewendet, unterstützen sie den gewünschten Veränderungsprozess und helfen, Krisen, die während der Rauchentwöhnung auftreten, besser zu überwinden.

Lydia hat in der hypnosystemischen Beratung ein Zielbild gefunden. In ihrer rauchfreien Welt sieht sie sich als »die Gesunde« beziehungsweise »die Vitale«. Sie fühlt sich dann komplett frei und schwebt im Universum. Das fühlt sich frisch an und riecht leicht nach Pfefferminz. Manchmal paddelt sie auch im Wasser und trifft dort liebevolle Tintenfische. Sie kann das Wasser rauschen hören. Später, nachdem sie ihre letzte Zigarette geraucht hat, gewöhnt sie sich an, ein Glas Wasser zu trinken, wenn sie das Bedürfnis verspürt, eine Zigarette zu rauchen. Das erinnert sie an das unbeschwerte Gefühl des Sich-treiben-Lassens im Meer.

Beim *vierten* und letzten Schritt werden die Ziel- oder auch Prozessbilder immer wieder imaginiert. Das kann täglich oder auch alle paar Tage geschehen. Die Selbsthypnoseübungen helfen, Krisen beim Rauchfrei-Werden zu überwinden, und unterstützen den Veränderungsprozess. Da im Rahmen der Selbsthypnose immer wieder fokussiert wird, was das Ziel ist, entsteht eine »Hin-zu«- anstatt einer »Weg-von«-Entwicklung. Ein intrinsisch motiviertes Ziel entsteht, für das es sich lohnt, Widerstände zu überwinden. Im Unterschied zu Abschreckungsmethoden, die ja die Zigarette oder das Rauchverhalten wieder thematisch in den Mittelpunkt der Aufmerksamkeit stellen, lenkt das Zielbild, das individuell und unbewusst positiv verankert wurde, vom Rauchverhalten und der Zigarette ab. So wird eine ganz andere innere Landkarte entworfen, ganz dem Zitat des römischen Philosophen Seneca entsprechend: »Wer den Hafen nicht kennt, in den er segeln möchte, für den ist kein Wind der richtige.«

Auf den Punkt gebracht

In diesem Kapitel habe ich Ihnen mentale Trainingsstrategien und Selbsthypnoseübungen vorgestellt, die Klient*innen helfen, Ängste zu überwinden oder Suchtgewohnheiten zu verändern. Darüber hinaus können Berater*innen und Therapeut*innen Mentaltraining und Selbsthypnoseübungen in den Sitzungen anleiten und damit eine höhere Umsetzungswahrscheinlichkeit bei gewünschten Veränderungen erzielen. Beim mentalen Training wird ein individueller Plan erarbeitet, wie mit einem Mix aus Entspannungsübungen, unterstützenden Routinehandlungen und Ziel- und Prozessimaginationen der Veränderungs- oder Durchführungserfolg wahrscheinlicher wird. Das Mentaltraining wird meistens bei Prüfungsängsten oder zur Wettkampfvorbereitung im Sport genutzt. Selbsthypnoseübungen werden ebenfalls systematisch und geplant zu Hause durchgeführt, konzentrieren sich aber mehr auf die selbst angeleitete Trance mit Ziel- und Prozessimaginationen. Bei der Vorbereitung passender Selbsthypnoseübungen ist es wichtig, das zugrunde liegende positive Motiv der schlechten Angewohnheit zu erkennen, um es in das Veränderungsziel zu integrieren.

Jetzt sind Sie dran …

Mit einem Blick in die Zukunft lassen wir den Schlussakkord für dieses Buch erklingen. Wie wird sich hypnosystemisches Arbeiten weiterentwickeln? Wie werden Sie sich mit dem hypnosystemischen Ansatz als Berater*in oder Therapeut*in weiterentwickeln?

Zunächst zu Ihnen: Wir hoffen, Sie haben Lust, den Ansatz in Ihrer Beratungspraxis auszuprobieren. Wir empfehlen Ihnen für den Start, zunächst selbst mithilfe der Audiodateien einige Tranceübungen durchzuführen. Wer die Wirkung der Trancen und Selbsthypnoseübungen selbst erfahren hat, kann sie auch den Klient*innen besser vermitteln. Das erhöht den Wirkungseffekt. Alle Übungen sind als solche im Text markiert. Jede Übung, die Sie Ihren Klient*innen empfehlen, ist auch für Sie geeignet.

Wenn Sie selbst Trancen wie die Wohlfühloase, den Lösungswecker, den Ressourcengarten, die Übung »In Sicherheit« oder die Begegnung mit dem rauchfreien Selbst anleiten möchten, in denen konkrete Veränderungsarbeit stattfindet, sollten Sie vorab eine entsprechende Weiterbildung absolvieren (z. B. »Hypnosystemische Kompetenz« im istob-Zentrum, angeboten von den Autorinnen). Mit den Übungen zu Embodiment und Motivation können Sie jedoch sofort beginnen, ebenso mit dem Ansatz des therapeutischen Erzählens und mit einem bewussten Umgang mit Sprache und Metaphern. Machen Sie sich einen Plan, was Sie als Erstes ausprobieren möchten. Nehmen Sie sich zunächst eine Übung vor, die Sie einmal mit Klient*innen durchführen möchten. Dann bekommen Sie ein Gefühl für das hypnosystemische Arbeiten und fühlen sich motiviert, den nächsten Schritt zu gehen.

Übung macht den*die Meister*in. Finden Sie Gleichgesinnte, mit denen Sie kollegial üben können. Deshalb empfehlen wir Ihnen erneut den Besuch einer Weiterbildung, denn dort lernen Sie Kolleg*innen kennen, die genauso wie Sie das Neue erlernen möchten.

Wie wird sich das hypnosystemische Arbeiten weiterentwickeln? Momentan spielt unser Ansatz, den wir mit vielen Expert*innen und Vordenker*innen teilen, in der Teamentwicklung und in der Arbeit mit Gruppen noch eine untergeordnete Rolle. Wir sehen jedoch deutlich, dass die Aspekte von Zusammenarbeit, die sich auf der Arbeitsbeziehungsebene abspielen, mehr und mehr an Bedeutung gewinnen. Bestehende Konflikte in der Teamarbeit lassen sich eben nur zum Teil auf der reinen Sachebene klären. Da leistet die Konzentration auf Ressourcen in der Kooperation, sei es mit Blick in die Vergangenheit wie auch mit Blick in die Zukunft, einen großen Beitrag. Wenn hier mehr mit gezielten Metaphern, Bildern und assoziativen Momenten gearbeitet wird, nehmen Veränderungsprozesse Fahrt auf – und wenn sie gut gesteuert sind, fliegt dabei keine*r aus der Kurve, sondern kann den Flow eines hypnosystemisch gestalteten Teamworkshops in vollen Zügen genießen.

In Zukunft wird es in der Beratung, Therapie und Supervision mit Einzelpersonen verstärkt um das Ausbalancieren von persönlichen Stärken und Schwächen, um das Überwinden von Lebenskrisen und den gesunden Umgang mit Stress und vielfältigen Anforderungen in Job und Privatleben gehen. Wir glauben, dass die hypnosystemische Beratung Menschen helfen kann, individuelle Ressourcen unmittelbar zu aktivieren. Ganz nach dem Credo der systemischen Ressourcen- und Lösungsorientierung kann die persönliche Schatzkiste, angereichert mit unzähligen Erfahrungen, genutzt werden, um aktuelle Hürden zu überspringen und auch hier ein passendes Veränderungstempo zu finden. Die Coronakrise hat deutlich gezeigt, dass Menschen ihren Fokus in Zukunft stärker auf ihre Selbstwirksamkeit und ihre Resilienz richten möchten, um scheinbar unberechenbare Krisen und Herausforderungen meistern zu können. Gerade zu Resilienz, Achtsamkeit und Stressbewältigung gibt es ja schon sehr viele Anregungen in der aktuellen Literatur, mit Tendenz zu immer mehr Impulsen, die den Eindruck vermitteln, man könne diesbezüglich alles richtig machen. Appellen zur Selbstoptimierung gegenüber möchten wir uns aber abgrenzen. Menschen machen Fehler und sind nicht perfekt, und das ist auch gut so. Jede*r soll selbst entscheiden, welche Veränderungen er*sie sich wünscht und welche nicht. Ein wohlwollender Blick auf sich selbst kann da Wunder in der Selbstbewertung bewirken.

Unser Blick in die Zukunft richtet sich auch auf Berater*innen, Coach*innen, Supervisor*innen und Therapeut*innen. Jenseits der Konzentration auf das, was Menschen TUN können, um ihr Leben zu verändern, kann sich der Blick in der Beratung auch auf die inneren Prozesse richten, die dieses TUN möglich oder auch unmöglich machen. Oft weiß der Verstand ja schon, dass die Veränderung stattfinden muss, aber wie? Wie umgehen mit den Widerständen, den Ambivalenzen und Hürden? Hypnosystemische Kompetenz hilft den Beratungsexpert*innen, auch auf dieser Ebene gut arbeiten zu können. Vielleicht gibt es dann in Zukunft weniger »Widerstände«, weniger »fehlende Compliance« und auch weniger »beratungsresistente« Menschen, mit denen Berater*innen und Therapeut*innen im Moment oft ungern weiterarbeiten.

Beim Blick in die Zukunft denken wir auch an die Schulen. Hypnosystemisches Denken hilft den Lehrkräften in der Schule der Zukunft, individuelle Lernimpulse zu geben, die den Lernlandkarten der Lernenden besser entsprechen. Und wir blicken in eine Lernwelt der Zukunft, wo Schüler*innen selbst für ihre Lernmotivation verantwortlich sind und intrinsisch motivierte Lernziele genauso in den Schulalltag gehören wie die Selbstfürsorge der Lehrer*innen, die eigenverantwortlich darauf achten dürfen, dass sie nicht »ausbrennen«.

Zu allerletzt noch ein Wort in eigener Sache: Als Institutsleiterinnen einer Approbationsausbildung für systemische Psychotherapie wünschen wir uns mehr hypnosystemisches Arbeiten in den Kliniken und Praxen für Psychiatrie und Psychotherapie. In der hypnosystemisch ausgerichteten Psychotherapie geht es in Zukunft neben der Ausrichtung an Diagnosen, die oft als Zuschreibungen von außen kommen, mehr darum, eigene narrative Konstruktionen zu finden, die neue Entwicklungen anstoßen und aus Sicht der Klient*innen mit mehr Sinn ausgestattet sind.

Jetzt sind Sie dran: Praktizieren Sie zum eigenen Nutzen und dem Ihrer Kund*innen den hypnosystemischen Ansatz und tragen Sie ihn in die Welt hinaus. Wir freuen uns auf Ihre Rückmeldungen und den Austausch mit Ihnen über Ihre Erfahrungen. Und wir wünschen Ihnen auf diesem Weg viel Freude.

Blumensträuße als Dank

Cordula dankt …
Ganz herzlich möchte ich mich bei meinen hypnosystemischen Wegbereiterinnen und -bereitern bedanken, insbesondere bei Reinhold Bartl, Milton Erickson Institut Innsbruck. Sie haben meine Perspektiven auf Möglichkeiten von menschlichen Veränderungen sehr erweitert und mir Kompetenzen vermittelt, die ich heute sowohl an meine Kund*innen und Klient*innen als auch Teilnehmer*innen von Aus-, Weiter- und Fortbildungsgruppen weitergeben kann.

Mein besonderer Dank gilt auch meinem Mann, Dr. Hans-Georg Erben, und meiner Tochter, Amelie Erben, die mich nicht nur bei den Abbildungen und mit Korrekturlesen unterstützt haben, sondern immer wieder meine Begeisterung über neue Erkenntnisse aus dem Hypnosystemischen aushalten mussten. Bei meiner langjährigen Freundin Susanne Wegner-Knoblach bedanke ich mich besonders, neben dem Korrekturlesen, für die zahlreichen und ergiebigen Diskussionen rund um den hypnosystemischen Ansatz.

Ute dankt …
Ich bin durch einen Zufall zum hypnosystemischen Arbeiten gekommen. Ich bedanke mich daher zunächst bei Ortwin Meiss und Wilhelm Gerl, die mir die Tür zur Welt der Hypnotherapie geöffnet haben. Dann bei meinen Kund*innen, die mir in den letz-

ten Jahren ihr Vertrauen geschenkt haben und die ich auf dem Weg zu neuen Lösungswelten begleiten durfte und bei denen ich lernen durfte, was wirklich funktioniert und was nicht.

Ich bedanke mich von Herzen bei meinem Mann Stefan, der mich auf verlässliche Art und Weise in diesem Projekt unterstützt hat. Und bei meiner Familie, die Verständnis dafür hat, wenn ihre Mutter und Oma manchmal weniger Zeit für die Familie hatte, weil sie schreiben wollte.

Wir beide danken …

Gemeinsam möchten wir uns auch sehr herzlich bei unseren zahlreichen Kund*innen und Klient*innen bedanken. Durch ihre Rückmeldungen haben wir das meiste darüber gelernt, wann was und wie wirkt oder welche prima Intervention von ihnen als nicht hilfreich erlebt wird. Immer dann, wenn Kooperationen besonders gut gelungen sind und wir uns auf Augenhöhe begegnet sind, gab es uns Antrieb, anderen Menschen weiterhin hilfreich zur Seite zu stehen.

Literatur

Alman, B. M., Lambrou, P. T. (2019). Selbsthypnose: Ein Handbuch zur Selbsttherapie. Heidelberg: Carl-Auer.

Bartl, R. (2008). Hypno-Systemische Konzepte zu Führen und Gestalten in Organisationen. Skript zur Weiterbildung. Unveröffentlichtes Manuskript.

Bartl, R. (2011). Das Leben hat (k)ein Ziel – Hypnosystemische Konzepte für die kreative Arbeit mit Menschen in Kontexten mit überkomplexen Aufgabenstellungen. In W. Leeb, B. Trenkle, W. Weckenmann (Hrsg.), Der Realitätenkellner. Hypnosystemische Konzepte in Beratung, Coaching und Supervision (S. 194–209). Heidelberg: Carl-Auer.

Bartl, R. (2017). Hypno-Systemische Vorgehensweisen in Therapie und Beratung. Skript zum Seminar im STB9 istob-Zentrum e. V. Unveröffentlichtes Manuskript.

Bauer, J. (2015). Selbststeuerung. Die Wiederentdeckung des freien Willens. München: Blessing Verlag.

Bindernagel, D., Krüger, E., Winkler, P. (Hrsg.) (2010). Schlüsselworte. Idiolektische Gesprächsführung in Therapie, Beratung und Coaching. Heidelberg: Carl-Auer.

Damásio, A. (2001). Ich fühle, also bin ich: Die Entschlüsselung des Bewusstseins. München: Ullstein List.

Downing, G. (1996). Körper und Wort in der Psychotherapie: Leitlinien für die Praxis. München: Kösel.

Frisch, M. (1964/1991). Mein Name sei Gantenbein. In M. Frisch, Gesammelte Werke in zeitlicher Reihenfolge. Bd. 5: 1964–1967 (2. Aufl., S. 5–320). Frankfurt a. M.: Suhrkamp.

Furman, B. (1999). Es ist nie zu spät, eine glückliche Kindheit zu haben. Dortmund: Borgmann.

Gergen, K., Gergen, M. (2009). Einführung in den sozialen Konstruktionismus. Heidelberg. Carl-Auer.

Gordon, D. (1986/1990). Therapeutische Metaphern. Über die veränderungsfördernde Wirkung von Metaphern. Paderborn: Junfermann.

Kim Berg, I. (1992). Familien – Zusammenhalt(en). Ein kurz-therapeutisches und lösungs-orientiertes Arbeitsbuch. Dortmund: modernes lernen.

Lieb, H. (2004). Ist Beziehung alles und ohne Beziehung alles nichts? Gespräch mit Michael Broda und Wolfgang Senf. Psychotherapie im Dialog, 5 (4), 321–334.

Linden, P. (2003). REACH OUT. Ausgreifen, Körperbewusstseins-Training für die Friedensstiftung – Fünf einfache Lektionen. https://www.being-in-movement.com/resources/ (Zugriff am 08.04.2021).

Mayer, J., Hermann, H.-D. (2015). Mentales Training. Grundlagen und Anwendung in Sport, Rehabilitation, Arbeit und Wirtschaft (3., korr. und aktual. Aufl.). Heidelberg: Springer.

Meiss, O. (2021). Hypnosystemische Therapie bei Burnout und Depression (4. Aufl.). Heidelberg: Carl-Auer.

Moskau, G., Müller, G. (1992). Virginia Satir, Wege zum Wachstum. Ein Handbuch für die therapeutische Arbeit mit Einzelnen, Paaren, Familien und Gruppen. Paderborn: Junfermann.

Revenstorf, D., Peter, B. (2015). Hypnose in Psychotherapie, Psychosomatik und Medizin. Manual für die Praxis (3. Aufl.). Berlin/Heidelberg: Springer.

Rico, G. L. (2004). Garantiert schreiben lernen. Sprachliche Kreativität methodisch entwickeln – ein Intensivkurs. Reinbek bei Hamburg: Rowohlt.

Roth, G., Ryba, A. (2019). Coaching, Beratung und Gehirn. Neurobiologische Grundlagen wirksamer Veränderungskonzepte. Stuttgart: Klett-Cotta

Schmidt, G. (2005). Einführung in die hypnosystemische Therapie und Beratung. Heidelberg: Carl-Auer.

Schmidt, G. (2007). Liebesaffären zwischen Problem und Lösung. Hypnosystemisches Arbeiten in schwierigen Kontexten. Heidelberg: Carl-Auer.

Schmidt, G. (o. J.). PPP Hypnosystemisches Empowerment für Individuen, Beziehungen und Organisationssysteme, MEI Heidelberg.

Storch, M. (2009). Motto-Ziele, S.M.A.R.T.-Ziele und Motivation. In B. Birgmeier (Hrsg.), Coachingwissen. Denn sie wissen nicht, was sie tun? (S. 183–205). Wiesbaden: VS Verlag für Sozialwissenschaften.

Storch, M., Krause, F. (2017). Selbstmanagement – ressourcenorientiert. Grundlagen und Trainingsmanual für die Arbeit mit dem Zürcher Ressourcen Modell (ZRM). Bern: Hogrefe.

Storch, M., Cantieni, B., Hüther, G., Tschacher, W. (2017). Embodiment. Die Wechselwirkung von Körper und Psyche verstehen und nutzen. Bern: Hogrefe.

Link zum Audio-Material:
www. vandenhoeck-ruprecht-verlage.com/
hypnosystemisch-arbeiten
Code: qzs+JNvg